JN073610

歴史文化ライブラリー
287

戦争とハンセン病

藤野　豊

吉川弘文館

目　次

植民地・占領地のハンセン病患者

＊カバー写真・長島と〝人間回復の橋〟（国立療養所長島愛生園提供）
瀬戸内海に浮かぶ長島（岡山県瀬戸内市）には、一九三〇年、国内初の国立隔離施設として、長島愛生園、その八年後邑久高明園が建設された。一九八八年、邑久長島大橋が架けられ、外見上は社会との繋がりが回復した。

戦争とハンセン病——プロローグ

日本におけるハンセン病患者の隔離の歴史は、隔離されたひとびと自身により記憶され、叙述されてきた。二一年前、はじめてこのテーマの研究に着手した際、全国のハンセン病療養所の入所者自身により著されたそれぞれの療養所の入所者自治会の歴史に接し、わたくしは、歴史学研究で得たささやかな研究者としての自負を根底から覆される衝撃を受けた。

強制隔離により学ぶ権利を奪われたひとびとが、資料を調査、分析し、膨大な隔離の歴史を叙述した、その成果として示された書物は他のどの歴史書よりも重いものであった。こうした当事者自身による歴史学研究を学ぶことから、わたくしの研究は始まった。

今、日本におけるハンセン病患者の隔離の歴史は、こうした当事者の研究を基盤として、そのうえに新たな研究が幾重にも重ねられ、その通史はほぼ明らかになった。なぜ、強制隔離がなされたのか、なぜ、強制断種や強制堕胎がなされたのか、なぜ堕胎された胎児は標本とされたのか、なぜ、戦後も強制隔離が続けられ、ハンセン病患者の基本的人権は無視され続けたのか、こうしたさまざまな「なぜ」については、ほぼ解明されたと言ってよいだろう。では、過去の歴史的検証は、これで十分かと言えば、決してそうではない。次なる課題は、日本の歴史の総体のなかに、ハンセン病患者への隔離の歴史を位置づけることである。

本書は、そのための第一歩である。わたくしは、近現代日本が関わった戦争の歴史のなかにハンセン病患者の隔離を位置づけてみた。日本の植民地や戦時の占領地までを視野に入れ、戦争がハンセン病患者の隔離を生み、強化したことを実証しようと試みた。ハンセン病患者への隔離の歴史をある特殊な研究テーマではなく、日本近現代史の一環であることを戦争を通して明らかにしていきたい。

ハンセン病患者は、「国辱」、あるいは「優生」、さらには「公共」という国家の論理から医学的知見とは別の次元で隔離され続けた。戦争とは、国家の誇り、民族の誇りを煽り、優秀な国民の創出を求め、「公」のための「私」の犠牲を強要する。まさに、戦争はハンセン病患者に隔離を強制したすべての要素を含んでいる。それゆえ、わたくしは「戦争とハンセン病」という課題を設定した。

「戦争と隔離」の章では、近現代日本のハンセン病政策の概略を戦争の歴史と並行して叙述することにより、隔離政策と戦争政策とのストレートな関連性について論及した。決して偶然ではなく、日清戦争、日露戦争、第一次世界大戦、アジア・太平洋戦争、そして朝鮮戦争が隔離政策の転機になっていることを確認していきたい。

「戦時下のハンセン病患者」の章では、アジア・太平洋戦争下のハンセン病患者の処遇について叙述した。患者を長期にわたって監禁し死に追いやった「重監房」の実態、天皇制の祝典の年である「紀元二六〇〇年」が隔離強化の年であった事実などのほか、奄美《あまみ》や沖縄での軍による隔離の事実や、戦地で発症した患者の処遇の実態など、沖縄の場合を除いて、これまでの研究では詳しくは論じられてこなかった問題についても論及した。

「植民地・占領地のハンセン病患者」の章では、日本の植民地や占領地での患者の処遇について論及した。これまでの研究である程度解明されている朝鮮・台湾だけではなく、「南洋群島」や「満州」における事態についても頁を費やした。また、アジア・太平洋戦争により、中国にも日本の隔離政策が持ちこまれた事実についても追究した。
以下、わたくしの試みが成功したか、失敗したか、読者の皆様のご批判を仰ぎたい。

戦争と隔離

日清・日露―アジア・太平洋戦争と隔離

放置されたハンセン病患者

かつて「癩《らい》」と呼ばれたハンセン病は発症力の弱い感染症である。菌が末梢神経で増殖し、運動まひや知覚まひを起こし、患者に重篤な身体の障害をもたらす。しかし、日本では近世以来、家筋の病気＝遺伝病とみなされていた。患者が出るとその家が「癩筋」とみなされ、家族・親戚が婚姻忌避《きひ》の対象とされた。そのため、患者は家の一室に身を隠し民間療法に頼るか、家を出て家族とも縁を断ち、放浪するかを余儀なくされた。患者が神社・仏閣の門前で参拝者に物乞いする光景は近代以前から見られていた。特に、ハンセン病は法華経《ほけきょう》信仰と結びつき、身延山《みのぶ》の久遠寺《くおんじ》や熊本の本妙寺《ほんみょうじ》など有力な日蓮宗《にちれん》寺院の周辺には放浪するハンセン病患者が集ってきた。また後述する群馬県草津《くさつ》温泉の湯之沢《ゆのさわ》のように、皮膚病に効能がある温泉の周辺にも多くの患者が集まり、集落を構成していた。

このハンセン病の発症には衛生環境・生活状態が大きく左右するとも言われる。すなわち、食糧難・重労働・貧困などの社会的要因が患者の発生に大きく影響する。飢餓、貧困、戦争、そうした状況が発症を誘発する。したがって、患者は欧米の「文明国」には少なく、アジア・アフリカ・ラテンアメリカなどに多く、ハンセン病患者の多さは国家にとり「国辱」とみなされる。

たとえ、「国辱」であろうと、ハンセン病が遺伝であるとされる限り、国家はその対策を放置していた。ハンセン病患者への医療には、来日した欧米のキリスト教宣教師たちが乗り出した。欧米ではきわめて少数であるハンセン病患者が日本には大勢存在し、神社仏閣の門前で物乞いしている光景は彼らに大きな衝撃を与えたからである。一八八〇年代から九〇年代にかけて、外国人神父・宣教師により神山復生《こうやまふくせい》病院（一八八九年、カトリックのテスト・ウィードが静岡県に設立）・目黒慰廃《いはい》園（一八九四年、プロテスタント長老派のケート・ヤングマンらが東京府に設立）・回春《かいしゅん》病院（一八九五年、聖公会のハンナ・リデルが熊本県に設立）・待労《たいろう》院（一八九八年、カトリックのジャン・マリー・コールが熊本県に設立）などのハンセン病専門病院が設立されたが、国家はこうした病院に援助はしなかった。これらのキリスト教信仰に基づいた病院は、ハンセン病患者を隔離するのではなく、病院に収容して治療とともに宗教的救済を与えることを目的としていた。神山復生病院では、入院者にピクニックや水泳大会などのリクリエーションを与えていたという（なお、このほか一九〇六年には日蓮宗僧侶綱脇龍妙《つなわきりゅうみょう》により身延深敬《みのぶじんきょう》病院が山梨県に、一九一七年には聖公会宣教師コーン・ウォール・リーにより聖バルナバ医院が群馬県に、それぞれ設立されている）。

「国辱」としてのハンセン病

しかし、ハンセン病が感染症となると事態は激変する。すでに一八七三年、ノルウェーの医師アルマウエル・ハンセンが菌を発見していたが、一八九七年、ベルリンの国際会議でハンセン病は感染症であることが確認される。ハンセン病は遺伝ではなく、感染するということが医学的に確定されたのである。このことが、ハンセン病患者への隔離政策の理由のひとつとなるのであるが、理由はそれだけではなかった。一八九九年には日本が欧米諸国と結んだ新しい条約が発効している。これにより、それまでの居留地制度が廃止され、「内地雑居」が実現、欧米人の日本国内での居住・旅行が自由となった。

すでに述べたように、遺伝病という認識のもとでハンセン病患者のなかには、家を出て放浪し、神社仏閣の門前で物乞いする者も多かった。一八九九年から「内地雑居」が始まり、欧米人の居住や旅行が自由になると、当然、日本を訪れた欧米人の目にも大勢のハンセン病患者の存在が映ってしまう。まさに、これでは、日本は「文明国」から脱落する。ハンセン病患者は欧米人の目に映らないよう、社会から隠さねばならなくなった。

日清戦争《にっしんせんそう》の勝利により台湾を領有し、アジア唯一の植民地保有国となった「大日本帝国」にとり、欧米ではきわめて少数となったハンセン病患者が大勢放浪し、物乞いする光景は「国辱」以外のなにものでもなかったのである。

日清戦争の終結から四年を経た一八九九年、第一三回帝国議会で根本正《ねもとただし》ら三人の議員から「癩病患者及乞食取締ニ関スル質問」がなされたのは、以上のような状況を反映していた。そこでは、ハンセン病はコレラ・痘瘡《とうそう》以上に危険な疾病であり、かつまた患者の存在は「日本帝国ノ威光ヲ増減セシムヘキ重大問題」であると述べられていた（『第十三回帝国議会衆議院議事速記録』四〇号）。同じく、一九〇二年、第一六回帝国議会においても、群馬県医師会長であった斎藤寿雄《さいとうひさお》が提出した「癩病患者取締ニ関スル建議案」が可決された。そこでも、「外国人ガ日本へ参ッテ、一番恐レマスノガ、此《この》癩病患者ガ路傍ニゴロゴロ致シテ居《お》ル」ことであると述べられていた（『第十六回帝国議会衆議院議事速記録』一五号)。国家の体面上、放浪するハンセン病患者は取り締まりの対象と認識された。

日露戦争の渦中の一九〇五年二月、第二一回帝国議会に警視庁警察医出身の山根正次《やまねまさつぐ》が「伝染病予防法」の改正案を提出した。改正案には、同法の対象にハンセン病を加えるべきだという主張も含まれていた。しかし、この時、衛生行政を管轄していた内務省当局は、ハンセン病は急性感染症ではないと反論し、結局、この主張は否決された(『第二十一回帝国議会衆議院議事速記録』一九号)。このことは極めて重要である。すなわち、当時においてさえ、内務省当局は隔離の対象であったコレラのような急性感染症とハンセン病とを明確に区別していたのである。すなわち、感染が発症に直結する急性感染症と、感染が必ずしも発症とはならないハンセン病は同等には扱えないという認識である。

法律「癩予防ニ関スル件」の成立

そうでありながら、事態はハンセン病患者の隔離に向かって急速に動き出す。ここに大きな矛盾がある。日露《にちろ》戦争終結後の一九〇五年一一月、熊本の回春病院を経営する聖公会のイギリス人女性宣教師ハンナ・リデルが上京した。リデルの目的は、経営が悪化した回春病院への援助を政財界に訴えることであった。けっして、リデルは国家に隔離政策の実施を求めたわけではないが、リデルの訴えを受けて一一月六日に渋沢栄一らが開いた会合の場では、山根正次や東京市養育院の医官光田健輔《みつだけんすけ》は隔離政策の必要を強調した（『東京日日新聞』一一月七日）。
当時、日本はイギリスとは日英同盟を結んでいた。日英同盟があればこそ、日本は日露戦争に踏み切れた。その同盟国の女性が献身的に日本のハンセン病患者の救済に取り組んでいるのに、日本政府は何もしなくていいのかという世論が喚起された。回春病院への援助に止まらず、ハンセン病に対する国策を早急に樹立しなくてはならないということになった。その国策とは隔離政策である。リデルの訴えは、リデルの思惑を超えて、隔離政策樹立を促進させる結果となった。日露戦争にも勝利して「文明国」「一等国」という意識を国家と国民が共有したとき、大勢のハンセン病患者の存在はさらなる「国辱」として認識された。

翌一九〇六年、第二二回帝国議会に山根正次は議員立法案として「癩予防法案」を提出する。山根は、放浪するハンセン病患者は菌をばら撒く元凶であるとして、強くその隔離を求めた（『第二十二回帝国議会衆議院議事速記録』一二号）。結局、この時は衆議院で法案が可決されたものの、貴族院では審議未了となったが、翌一九〇七年、第二三回帝国議会で山根らの法案とほぼ同様の政府案として「癩予防ニ関スル法律案」が提出され、法律「癩予防ニ関スル件」として成立した。この法律は、資力のない放浪するハンセン病患者を隔離の対象とし、退院規定を明記していなかった。当時、ハンセン病治療には大風子油《たいふうしゆ》（大風子という樹木の種子からとった油）が使用されていたが、決定的な効果はないとされ、ハンセン病は不治と決めつけられていたからである。まさに、生涯隔離の法であり、原則として、患者は隔離されたが最後、死ぬまで社会に戻ることは許されなかった。

この法律にもとづいて全国が五つのブロックに分けられ、それぞれのブロックに一か所、ブロックを構成する道府県の連合立による療養所が開設された。すなわち、全生《ぜんしょう》病院（東京府）・北部保養院（青森県）・外島《そとじま》保養院（大阪府）・第四区療養所（香川県、一九一〇年に大島《おおしま》療養所と改称）・九州癩療養所（熊本県、一九一一年に九州療養所と改称）であり、その完成を待ち、一九〇九年から隔離が開始された。療養所とは言っても、実質は隔離収容施設である。

当時は、日露《にちろ》戦争後の財政緊縮期であり、膨大な予算は用意できなかった。外国人の目からハンセン病患者を隠すことを目的に、自宅で療養する患者は隔離の対象とせず、まず放浪する患者を隔離のターゲットにしたのである。当時、日本のハンセン病患者数は三万余名とされていた（一九〇〇年内務省調査）。もし、ハンセン病がほんとうに隔離を要するほどの感染力を持つなら、全患者の隔離をおこなうはずである。しかし、五か所の隔離施設の定員を合計しても当初はわずか一一〇〇名に過ぎない。予防という医学的必要ではなく、「国辱」の原因の排除という発想から隔離が始められたことは明らかである。治療とか予防という医学的必要からではなく、「国辱」たる患者を隠すために隔離が開始されたのである。

さらに、国家はあえて、療養所を山中・原野・離島などみな人里離れた場につくったことも軽視できない。特に外島保養院は安治《あじ》川の中州にあった。一九三四年九月二一日、室《むろ》戸《と》台風により安治川は氾濫し、保養院は壊滅、入所者一七三名、職員とその家族一四名が犠牲となった。このような療養所の置かれた環境もハンセン病に対する国民の恐怖感を煽ることになる。まさに、国民の目に療養所は人外の「監獄」と映り、コレラ患者が劣悪な環境の「避病院」へと隔離され、そこで死を迎えた記憶と接合された。ここに、ハンセン病はコレラ並みの恐ろしい感染症という偏見が成立する。

断種の主張

一九一四年七月二八日、第一次世界大戦が勃発《ぼっぱつ》する。日本はこの戦争に直接の利害関係はなかったが、第二次大隈重信《おおくましげのぶ》内閣は八月二三日、「日英同盟の情誼《じょうぎ》」を理由に参戦、ドイツに宣戦布告した。しかし、日本の戦闘参加は、東洋におけるドイツの拠点、すなわちヨーロッパの激戦に兵力を割かれ、防備が手薄になっていた中国・山東《さんとう》半島の青島《チンタオ》やミクロネシア地域を攻略したり、地中海に駆逐艦を派遣する程度に止まり、ヨーロッパの激戦には参加していない。むしろ、日本経済は大戦景気に乗り輸出が伸び、日本にとり、大戦はまさに「大正新時代の天佑《てんゆう》」となった。

しかし、「天佑」は経済面だけではなかった。ヨーロッパでは激戦により青年男子人口が激減することが予測され、日本がヨーロッパ諸国に対し、人口面で優位に立つ好機が到来したのである。今、日本が断種法を制定し、遺伝的に「劣等」とみなされた人びとの生殖を制限すれば、戦後、日本には優秀な子孫が誕生し、人口激減に苦しむヨーロッパ諸国に対して人口の質量の両面で優位に立てると考えられた。東京帝国大学医科大学生理学教室教授の永井潜《ながいひそむ》、社会事業研究家の海野幸徳《うんのゆきのり》、キリスト者の社会運動家賀川豊彦《かがわとよひこ》、そして内務省衛生局技師氏原佐蔵らも、優生政策としての断種法の必要について言及しだしていた。一九一五年、全生《ぜんしょう》病院長光田健輔は、法的根拠のないまま男性ハンセン病患者に断種を開始する。そして、実現しなかったものの、法律「癩予防ニ関スル件」を改正して、断種規定を盛り込もうという動きがあったのも、こうしたなかでのことであった。

法の改正については、一九二〇年二月に氏原佐蔵が提案した。それが一九二〇年三月四日付の内務省衛生局調査課「癩予防法改正案一件書類」中の氏原技師「癩予防法草案立案上ノ方針並《ならびに》改正要点」という文書である。そこで、氏原は、「改正要点」として、「試ミニ癩患者結婚禁止ヲ規定シ又癩病ヲ以テ離婚ノ条件タラシメントセリ」「療養所入所中ノ分娩ハ実際問題トシテ頗《すこぶ》ル解決困難ナリ仍《よつ》テ入所中ノ癩患者ニ対シ生殖中絶方法ヲ講シ得ル規定ヲ設ケンコトヲ試ミタリ」の二点をあげている。「生殖中絶方法」とは断種手術と考えられる。氏原は内務省内で遺伝性とみなされた障害者に対して断種手術を実施すべきだと主張していた人物である。

断種の根拠

光田健輔はこの氏原から断種について示唆を受けていた。光田は、氏原が翻訳して紹介した断種手術の方法が「最も弊害の少ない、安全で簡単な方法」と回想している（光田健輔『回春病室』朝日新聞社、一九五〇年）。

では、なぜ、感染症であるハンセン病患者に対して断種をおこなわねばならなかったのであろうか。氏原は、その理由について「有力ナル専門学者ニ於テモ素質遺伝論ヲ否定シ得サルカ如ク」と説明している。「有力ナル専門学者」とは光田のことであろう。ここに示されているのは、ハンセン病は感染症であるが、罹患《りかん》しやすい素質は遺伝するという認識である。だから、ハンセン病を撲滅するには患者が子孫をつくることを禁じなければならない。それゆえ、氏原は患者に結婚禁止、離婚、そして「生殖中絶」を求めたのである。

光田健輔は、一九一五年から全生病院の男性患者に対して断種手術を開始している。氏原の法改正案は、光田が開始しているハンセン病患者への断種手術に法的根拠を与えようとするものであった。これについては、光田が男性患者の逃走防止のために全生病院内での女性患者との内縁の「結婚」を認め、その条件として出産を避けるために男性患者に断種を強制したとこれまで説明されてきた。「結婚」と言っても、光田の狙いは、男性患者に女性患者を配して、その性欲を満足させるというもので、男性患者の逃走防止のため、断種を条件に、その性欲の処理を認めたというのが実態である（多磨全生園入園者自治会編『倶会一処―患者が綴る全生園の七十年―』一光社、一九七九年）。

たしかに、男性患者の性欲を療養所が管理することにより、所内の秩序を保たせるという意味が断種にあったことは否定できない。しかし、以後、性欲処理のためではなく、患者同士の信頼にもとづく結婚に移行してからも、そして戦後に至ってもハンセン病療養所では断種が当然のように強制され続け、妊娠した女性患者には堕胎が強制された。一九四八年に公布された「優生《ゆうせい》保護法」は、ハンセン病患者とその配偶者に対する断種・堕胎を明記していた。戦前・戦後を一貫するこの執拗さを男性患者の性欲管理だけで説明することは難しく、断種する側には、現時点では誤りであっても、当時においてはそれなりの医学的根拠があったと考えるべきである。

光田は、全生病院に赴任する以前、東京市養育院医官時代の一九〇四年に「母体ノ癩病ハ胎児ニ如何ナル影響ヲ及ボスヤ癩経過ノ幾年迄孕《はら》ミ得ルヤ等ハ興味アル問題ナリ」と述べ、胎児への影響に強い関心を懐き、さらに「俗間ニ癩系統ヨリ出《いで》シ者ハ亦《また》癩トナル又癩系統ノ婦人ガ結婚後分娩ノ時に於テ発症スト謂《い》フハ果シテ事実ナリヤ否ヤ」とも述べ、一人の女性患者中八人が妊娠中か分娩後にハンセン病を発症しているという自らが関わった臨床例を紹介している（光田健輔「妊娠及ビ産蓐《さんじょく》ト癩病トノ関係」『皮膚科泌尿器科雑誌』四巻六号、一九〇四年）。ここで、光田は、妊娠・出産がハンセン病発症に影響することを認めている。そうであるならば、女性患者の妊娠・出産はさらに病勢を悪化させると考え、それを防ぐために男性患者に断種をおこなったという理解が成立する。

しかし、それだけではなく、光田が「癩系統」の存在にも深い関心を懐いていることに注目したい。光田は、一九〇六年に、ハンセン病の菌は「癩病に犯され易《やす》き体質に寄生発育して数年の潜伏期を待ちて之の人を癩病たらしむ」と述べ、ハンセン病を発症しやすい体質の存在を認めているのである（光田健輔「癩病患者に対する処置に就て」『養育院月報』五九号、一九〇六年）。ハンセン病が遺伝病ではなく感染症であることが国際的にも確認され、それゆえ、隔離政策の実施に向けて国家が動き出していたこの時期において、その隔離政策推進の中心となっていく光田健輔は、「癩病に犯され易き体質」の存在に深い関心を示していた。

さらに、光田は、一九〇六年、療養所へのハンセン病患者の隔離政策の長所として「男女の区画を厳にし」「子孫をして不幸なる運命を得せしめざる」ことをあげている（光田健輔「癩病患者に対する処置に就て」『国家医学会雑誌』二二七号、一九〇六年三月）。隔離政策の長所に男女の生殖活動を禁止し、「不幸なる子孫」の出生を防ぐという光田の発想には、「癩病に犯され易き体質」が子孫に伝わるのではないかという認識が示唆されている。

「癩予防法」の成立

ところで、一九一六年に内務省に設置され、永井潜や光田健輔が委員を務め、氏原が事務局を担当した保健衛生調査会では、第一次世界大戦後の人口国策を視野に入れ、一九二〇年に「根本的癩予防策要項」を決定、内務省に対し、それまでの放浪するハンセン病患者の隔離から全患者の隔離への政策の転換を求めた。この方針に基づき、一九三〇年に岡山県に初めての国立ハンセン病療養所長島愛生《ながしまあいせい》園《えん》が開設され、光田健輔が初代園長となった。

以後、総力戦体制へ向けて、優秀な国民を創出するためという優生思想からハンセン病患者への隔離が強化されていく。一九三一年二月、第五九回帝国議会で法律「癩予防ニ関スル件」は改正され、「癩予防法」となり、全ハンセン病患者への生涯隔離＝絶対隔離が開始される。その年の九月一八日、柳条《りゅうじょう》湖《こ》事件により満州《まんしゅう》事変《じへん》が勃発し、日本は一五年間にわたるアジア・太平洋戦争に突入する。優秀な兵力を長期にわたり維持・確保するためには、ハンセン病患者はひとりといえども社会に存在することは許されなくなった。

同じく、一九三一年には、内務省のもとに財団法人癩予防協会が設立されている。絶対隔離の方針を国民に浸透させることがその目的であるが、この組織の基金には、当時は皇太后となっていた貞明《ていめい》皇后（大正《たいしょう》天皇の妻）の「下賜《かし》金」も組みこまれている。「皇恩」を前面に出すことにより、隔離の円滑な推進が図られた。ハン

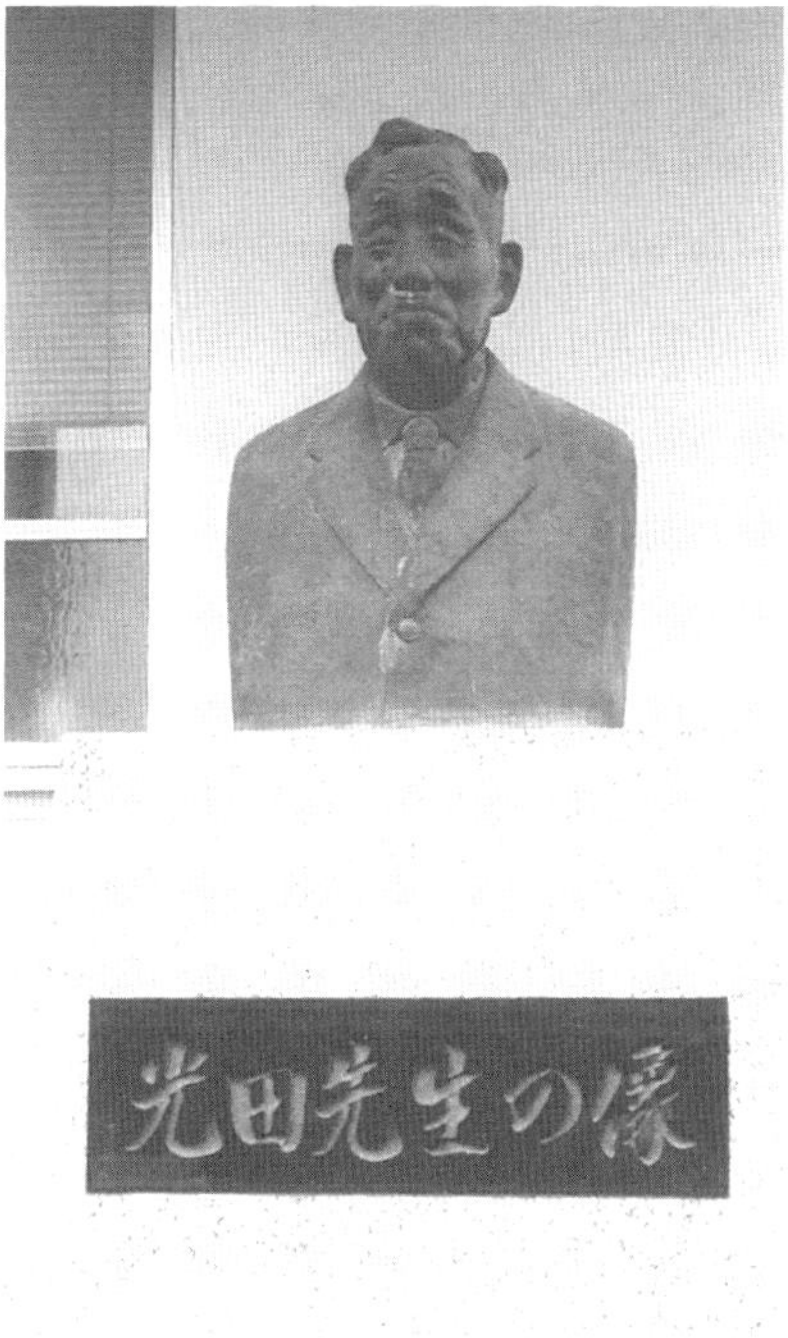

図１　長島愛生園の光田健輔胸像

セン病患者は皇太后の「皇恩」に応えるため、進んで隔離に応じるべきだとする論理が国民に浸透する。貞明皇太后は一九三二年一一月一〇日の大宮御所の歌会において、「癩患者を慰めて」と題し、「つれづれの友となりても慰めよ　行くことかたきわれにかはりて」という歌を詠んだ。この歌も「皇恩」を象徴するものとされていった。

「癩予防法」が成立した一九三一年以降、アジアへの日本の侵略が拡大するなかで、医療や福祉に関する制度が整備されていく。一九三二年には貧困者や「無医村」の住民を対象にした時局匡救《きょうきゅう》医療救護事業が開始され、一九三七年には「母子保護法」「保健所法」「改正結核予防法」が成立、一九三八年には厚生省が設置されるとともに「国民健康保険法」が成立、一九三九年には「改正花柳病《かりゅうびょう》予防法」が成立していく。戦争の長期化のなか、健民政策の名の下、国民の健康と体力を国家が管理する体制が確立していくのである。

このような政策にはナチス政権下のドイツの優生政策が影響を与えていた。侵略戦争を進めるうえで、国民の生活や思想は厳しく国家により統制され、国民の生命と身体も統制され、健康であることが強制された。厚生省予防局長としてハンセン病患者の絶対隔離に関わってきた高野六郎《たかのろくろう》は、一九四三年一月、「今の癩事業はたゞ患者を救ふといふのではなく寧《むし》ろ国民を癩禍から救ふといふ考へ方が先になり、更に健兵健民のための癩事業であることが本旨のやうに思はれる」と述べるに至る（高野六郎「近い所から」、『愛生』一三巻一号、一九四三年一月）。わたくしは、このような体制を日本ファシズムと認識している。「癩予防法」もそうしたファシズム国策の一環に位置づけられる。

「無癩県運動」の展開

さて、この新たな「癩予防法」のもと、一九三六年には、内務省がハンセン病の「二十年根絶計画」を決定、二〇年間で日本からハンセン病患者を根絶することが目指された。そのための第一段階として一〇年間で一万人の隔離が目標とされた。この計画を実践するため、光田健輔らが音頭を取り、「無癩県運動」が本格化する。この運動は、一九二〇年代末から絶対隔離政策を推進するために開始されていたもので、北海道・各府県を競争させる形で、自宅で療養している患者を探し出し、療養所への隔離に追い込んでいった。

光田健輔は、「無癩県運動」について、「軍人は国のために屍を満州の野に曝《さら》すを潔《いさぎよし》とし、進んで国難に赴いた。銃後の人は之れを支持するに勉めた。それと同じく我等も村の浄化のために自分も疾病を治すためにも進んで療養所に行くべきである。況《いわん》や皇太后陛下が日夜我等患者のために御軫念《しんねん》遊ばさる丶と聞くに及んでは一日も早く不安の旧里を捨てて療養所に行くべきである」と、患者に説いている（光田「癩多き村の浄化運動」『愛生』一九三四年一二月号）。ハンセン病患者が隔離に応じることを兵士の「出征」にたとえ、「皇恩」を掲げ、国家のために隔離に応じることが求められていた。

ところで、もう一点、隔離の場における人権侵害として指摘しておかなくてはならないことは、隔離・監禁の延長線上におこなわれた虐殺である。国公立ハンセン病療養所には、所内の秩序を患者に守らせるため、秩序の違反者を見せしめとして処罰する監禁所が設置されていた。しかし、一九三〇年代、療養所内では患者の人権意識が高まり、療養所当局の管理体制への反発がしだいに顕在化した。長島愛生園でも、一九三六年に入所者が強制労働を拒否し、自治会結成を求める決起があった。こうした事態を前にして、療養所長たちは「癩刑務所」の必要を訴えた。従来の監禁所では生温《なまぬる》い、もっと厳しい施設が必要だというのである。こうした議論のなかから、一九三八年、群馬県に設立された国立ハンセン病療養所の栗生楽泉園《くりうらくせんえん》内に「特別病室」という名の監獄が設置された。これは三井報恩会が出費した癩予防協会の事業の一環であった。

一九三八年といえば、前年の盧溝橋《ろこうきょう》事件を機とした日中全面戦争が長期化、泥沼化しつつあった時である。そのような時、「特別病室」という奇妙な建物が建設されたのは、けっして偶然ではない。長期化する戦争のなかで、隔離施設における医療・生活条件が悪化し、入所者の不満の増加が予想される。それに先立ち、入所者への管理抑圧体制の強化が求められたのである。

なお、一九四〇年には「国民優生法」が成立し、遺伝性とみなされた患者・障害者への断種が実施されるが、ハンセン病は遺伝病ではないということで、法の対象から除外された。

そこで、「癩予防法」を改正して、断種規定を盛り込むことも試みられたが、審議未了に終った。しかし、「癩と云ふ特殊な疾患」という曖昧な理由で（「国民優生法座談会」における厚生省技師青木延春の発言、『通俗医学』一九巻一一号、一九四一年）、「国民優生法」の拡大解釈により、以後もハンセン病患者への断種は継続されていった。

翌一九四一年、七月一日をもって、それまでの連合道府県立の隔離施設はすべて国立に移管された。連合道府県立ではその道府県内の患者しか隔離収容できないが、国立なら全国どこからでも隔離収容できる。国立の方が絶対隔離を徹底できるのである。これにより、全生病院は多磨全生園に、北部保養院は松丘《まつおか》保養院に、壊滅した外島保養院の後身となった光明園《こうみようえん》（一九三八年、岡山県に長島愛生園に隣接して開設）は邑久《おく》光明園に、大島療養所は大島青松園《せいしょうえん》に、九州療養所は菊池恵楓園《きくちけいふうえん》に、それぞれ改称された。国立療養所はすでに長島愛生園・栗生楽泉園のほか、星塚敬愛園《ほしづかけいあいえん》（一九三五年、鹿児島県に開設）・東北新生《とうほくしんせい》園《えん》（一九三九年、宮城県に開設）があり、また、沖縄県が開設した宮古《みやこ》保養院（一九三一年）・国頭愛楽園《くにがみあいらくえん》（一九三八年）もこのとき、国立に移管され、さらに、一九四三年には国立の奄美和光園《あまみわこうえん》（鹿児島県）が、敗戦直前には駿河療養所（静岡県）も新設されていく。こうして国立隔離施設は一三園となる。これに対し私立の回春病院と聖バルナバ医院は一九四一年に、目黒慰廃園は一九四二年に、それぞれ廃園している。回春病院と聖バルナバ医院の廃園は日英関係の悪化によるものであった。

そして、対米英開戦が迫っていた一九四一年一一月一四・一五の両日、大阪帝国大学医学部で開催された第一五回日本癩学会の席上、ハンセン病は隔離を必要とする病気ではないという自らの医学的知見と浄土真宗の信仰に基づく患者の人権への配慮から京都帝国大学医学部でハンセン病患者の通院治療を続け、絶対隔離や断種を批判していた小笠原登に対し、光田健輔らの隔離推進派の医師たちは「発言ヲ阻止シテ十分発言セシメズ」という暴挙に出た（小笠原登「備忘録」一九四一年一一月一五日の条）。

また、対米英開戦後、戦局が悪化し、兵力が不足してくると、国内のハンセン病患者を者に「大東亜共栄圏」に派遣しようとする「救癩挺身《ていしん》隊」構想までが浮上してくる。日本の患者に「大東亜共栄圏」の患者を救護させることにより、現地住民への宣撫工作に動員しようというものであった。

このように、隔離は戦争とともにあった。戦争が隔離を生み、戦争が隔離を強化した。そして、この関係は戦後も続く。

戦後に続く戦争の影

プロミンの希望

戦後、アメリカから日本にハンセン病の特効薬プロミンがもたらされる。プロミンの注射を続けると、ハンセン病の症状は見違えるように軽快した。「戦時下のハンセン病患者」の章で述べるように、戦時下、ハンセン病患者は「軽快退所」を認められ軍事産業などで働いていたという事実があるにもかかわらず、ハンセン病は「不治」だと言われ続け、それゆえに生涯隔離が正当化されてきた。しかし、プロミンの登場により、ハンセン病は完治するという希望が生まれ、それはすべての患者を生涯にわたって隔離するという絶対隔離政策の終了を意味した。

また、一九四六年一一月三日に公布された日本国憲法は基本的人権の尊重をうたい、隔離されたハンセン病患者の間にも人権奪還の意識が芽生えていった。栗生楽泉園《くりうらくせんえん》の患者のなかからも人権闘争が起こり、一九四七年に「特別病室」を廃止させるに至る。しかし、それでも、一九五三年には「らい予防法」が成立、絶対隔離は継続した。

たしかに、プロミンの成果を前に、厚生省の方針にも変化が生じていた。一九四八年一一月七日、第三回国会衆議院厚生委員会で、厚生省医務局長東龍太郎《あずまりようたろう》は、「隔離をしたままで、癩療養所に一生を送らせるのだというふうな考え」を否定、今後は「治療を受けて、再び世の中に活動し得る人」をつくるような「癩に対する根本対策」が必要だと答弁している。「全部死に絶えるのを待つ五十年対策」から「治癒するということを目標としておる癩対策」への大転換が厚生省から提起されたのである（『第三回国会衆議院厚生委員会議録』五号）。ここに絶対隔離を推進してきた「癩予防法」の改正が論議されるようになった。

しかし、これまで絶対隔離政策の推進の中心となってきた長島愛生園《ながしまあいせいえん》長光田健輔《みつだけんすけ》は、これに猛反対した。一九四九年六月に国立癩療養所長会議が開かれるが、そのときのメモによれば、この場で、厚生省公衆衛生局予防課長の小川朝吉《おがわあさきち》が軽快者の退所を提案したところ、光田は「軽快者だとて出してはいけない　遺言としておく」と強く反対した。法改正をめぐり、厚生省と光田健輔に代表される療養所長との間には大きな対立が生じていた。

このような対立が続くなか、一九五一年一一月八日、ハンセン病政策について審議していた第一二回国会参議院厚生委員会に五人の参考人が招致された。五人の参考人とは、国立予防衛生研究所長小林六造、名古屋大学教授久野《くの》寧《やすし》、多磨全生園長林芳信《はやしよしのぶ》、菊池恵《けい》楓《ふう》園長宮崎松記《みやざきまつき》、そして光田健輔であった。このとき、林・宮崎・光田の三園長は、異口同音に隔離強化を主張したと言われ、この「三園長証言」(証人として喚問されたのではなく、参考人として意見を述べたのであるから、「三園長証言」ではなく「三園長発言」と記すべきだが、「三園長証言」の語が広く使われているので、本書でもこの語を使用する)は、戦後の絶対隔離継続を決定づけたものとされるが、実際には三人の発言は異口同音ではなかった。

時勢に適合した法改正を

林は、未収用患者が六〇〇〇名もいるという事実をあげ、「癩予防は現在のところ伝染源であるところの患者を療養所に収容するということが先ず先決問題でございます」と述べる。これだけならば、林の意見は従来の絶対隔離維持論に過ぎないが、その後で林は「現在癩予防法はもうすでに制定になりましてから四十四年を経過しておりまする古いものでございますし、時勢に適合するように適当に改正されることが至当であろう」と法改正の必要にも言及しているのである。

林の言う「時勢」とはどのような状況を意味するか。林は続けて言う。「現在相当有効な薬ができまして、各療養所とも盛んにこれを使用しておるのであります」「治療の効果も相当に上りまして、各療養所におきましても患者の状態が一変したと申してもよろしい」「治療の問題はもう一歩進みますれば全治させることができるのではないか」、林はこのように、プロミンの効果を認め、ハンセン病は全治可能との展望を打ち出している。この林の認識に立てば、生涯隔離ではなく、軽快退所を認める法改正の道筋が見えてくる。その後も、林は、隔離強化を求めるとか、軽快退所に反対するというような趣旨の発言はいっさいおこなっていない。むしろ、患者を高圧的に取り締まるのではなく、「療養所のすべてのことに、住居の問題とか、その他文化的方面にも一層改善を加えたならば、患者は落着いて療養し得ると思います」と述べ、患者が自主的に隔離に応じるような療養所の改善の必要にも言及していた。林は患者の隔離は継続するが、一方で軽快すれば退所を認める方針であった。しかし、あとふたりの園長の発言は林のそれと大きく異なるものであった。

古畳を叩け

宮崎松記は、開口一番、「癩の数を出しますことは古畳を叩くようなものでありまして、叩けば叩くほど出て来るのであります。ただ出て来ないのは叩かないだけのことで、もう少し徹底的に叩けばもっと出て来るのではないかと思います」と発言した。徹底的に患者を探し出して隔離せよというのである。そして、隔離政策に反対する患者の「癩患者といえども拘束を受けるいわれはない、自由に出歩いたつて何ら咎むべきでない」という声を「自由主義のはき違え」と非難し、療養所が患者の隔離を「完全に断行し得る」ように国が考えることを求めた。宮崎は、「何故に癩患者は隔離しなければならないか」、国に「理論的裏付けをして頂きたい」と述べている。

この宮崎の発言は絶対隔離政策の根拠が曖昧なことを自ら暴露するものである。すなわち、ハンセン病の医師であり、療養所長である宮崎をしても、何故、ハンセン病患者を隔離するべきなのかということについての理論的裏づけを自らが説明できないのである。宮崎をしても、その理論的裏づけを国に求めざるを得ないのである。まさに、これまでの絶対隔離政策に確たる医学的根拠がなかったことを、宮崎は自らの発言で示したのである。

さらに、続けて宮崎は奇妙な論理を展開する。ハンセン病は治癒しても後遺症が残ることを強調し、それゆえ、「医学的にこれは治癒したと申しましても社会的復帰ができない」「医学的には治癒することになりましても、社会復帰ができないということは、不治と同じであります」「癩そのものは治つたと言つても社会復帰のできない状態でありますと、それを療養所から解放することは事実上できない、従つて不治だという考えを与えておる」と述べている。医学的に治癒していても後遺症があり社会復帰できないので療養所からは出さないというのである。まさに医学的に治癒していても生涯隔離するという論理であった。

このように宮崎はプロミンで治癒しても絶対隔離政策を変える必要はないと強調する。林芳信とは相容れない意見である。それどころか、「戦争の影響によりまして癩の増加することは従来の歴史にも見られていますことでありまして、戦争中並びに戦後におきましては当然癩が増加するであろうということが考えられます」と述べて、「最後の完全収容に向つて努力を傾注して頂きたい」と、絶対隔離政策の強化を求めたのである。宮崎が求めたのは「本人の意思に反して収容できるような法の改正」であった。

戦地でハンセン病を発症した兵士、あるいは戦地での過酷な体験により復員後、発症した兵士、宮崎はその増加を絶対隔離政策の強化の根拠としていた。

手錠でもはめてから捕まえて

一方、光田健輔は、ハンセン病は蚊・蝿・ダニによっても感染すると感染の恐怖を印象づけ、また、家族間で感染することも強調し、それを防ぐために強制隔離と断種が必要だと述べ、「手錠でもはめてから捕まえて、強制的に入れればいいのですが、今のなんではそれがやりかねる」「もうどうしても収容しなければならんというふうの強制の、もう少し強い法律にして頂かんと駄目だと思います」と、現行の「癩予防法」を改正して隔離を強化することを求めた。さらに、光田は、宮崎のような奇妙な治癒否定論ではなく、よりはっきりと「現在の有力なる治療でも再発を防ぐということはなか〱私はむずかしいように思う」と、プロミンの効能への疑問を示した。

では、なぜ、光田はこのように絶対隔離政策の強化を求めねばならなかったのであろうか。その背景には朝鮮戦争があった。当時は朝鮮戦争の渦中であった。日本が朝鮮を植民地統治していた時代、朝鮮総督府は全羅南道《ぜんらなんどう》の小鹿島《ソロクト》に小鹿島更生園を設置し、朝鮮のハンセン病患者を隔離した。戦後、この更生園は韓国政府の管理下に入るが、朝鮮戦争により、韓国政府はここを維持できなくなっていた。光田は、「今日は一番私どもが困ることは、朝鮮の癩患者が昔の日本の浮浪者の代りをしておつて、これが盛んに内地に伝播せしめておる」と慨嘆した。すなわち、管理が不可能となった小鹿島からハンセン病患者が脱走し、日本に流入しているというのである。光田は、こうした患者も日本各地に未収用なまま「沈殿」しているという。そして、「私は沈殿している全国の患者を極力療養所に入れるためには法の改正をする必要があるという意見であります」と明言した（『第十二回国会参議院厚生委員会会議録』一〇号）。

林は、プロミンによる治癒を前提にした法改正を求め、宮崎と光田は治癒を否定して隔離強化の法改正を求めた。三人の発言を「三園長証言」と一括することはできない。隔離強化のための法改正を求めて、宮崎は過去の戦争を、光田は現在の戦争を、それぞれの根拠とした。戦争とハンセン病の関係は戦後も続く。

黒い影

阿《あ》部《べ》知《とも》二《じ》は、一九四九年二月、雑誌『群像』に「黒い影」という短編を発表した。それは、兵士として中国華南に派遣された広村剛之助という青年がハンセン病を発症して送還、瀬戸内の島の療養所に隔離され、やがて妻志保とも別れ、療養所内の女性ミナとの結婚を選ぶが、その後、療養所を抜け出し、故郷に近い北国の海辺で凍死するという筋書きである。

一九四六年の正月、広村の母が、広村の大学時代の師で、今は京都にあるキリスト教系大学の教員をしている今里辰作のもとを訪れる。事情を知らず広村の安否を気遣う今里に、彼女は「いっそ死んでくれていた方が」と、広村の病気のことを打ち明けた。

広村は、ちょうど一年半ほど前に帰還している。しかし癩の患者になつている。はじめ富士の裾野の、軍人だけの病院に入れられ、それから今は、瀬戸内海の中の島にうつされている。かなり多くの軍人たちが、大陸や南方でその病気になつたのだが、いくらかのものは、わが身を死んだことにして、肉親にも知人にもその生存を知らせておらぬとかともいう。

母は瀬戸内の療養所にいる広村に会いに行った帰りであった。

「富士の裾野の、軍人だけの病院」とは、後述するハンセン病の傷痍《しょうい》軍人を収容するために開設された駿河療養所であり、「瀬戸内海の中の島」の療養所とは長島愛生園と考えられるが、あるいは邑久《おく》光明園、もしくは大島青松園《おおしませいしょうえん》であろうか。

五月のある日、今里は、その瀬戸内海の島を訪れた。「華南から南洋の方にかけては、このレプラの病気が濃密に流行つていますからね」「だから、戦争に行つてこんな病気を背負つてかえつたものは、何百をもつて数えるのです」「たしかに向うでうつつたものもあるが、ともすれば、近親とかその地方とかに病人のあつた連中が多いんだそうですよ。つまり、すでにそういう保菌者である兵隊が、戦争の激動の疲労と栄養不良のために衰弱したりするときに、こいつが吹き出してくる、そういうことなんです」、広村は、見舞いに来た今里にそのように語っている。その後、広村と別れた妻の志保はある実業家の愛人となり、また今里とも一夜の関係を持ってしまう。良心の呵責からか、志保と今里は広村の「黒い影」に怯え続けていく。

阿部は戦前から全生病院などでハンセン病患者の文学活動にも関わってきた。「黒い影」を発表した翌月にも、長島愛生園の医師小川正子《おがわまさこ》をモデルにした「かもめ島」を『世界』に発表している（竹松良明『阿部知二　道は晴れてあり』神戸新報総合出版センター、一九九三年）。ハンセン病の事情にも詳しい阿部が、「黒い影」のなかで示した戦地から何百人ものハンセン病罹患兵士が帰ってくるという認識は、けっして思い込みではない。この認識は、ハンセン病療養所の医師の認識でもあった。

「軍人癩」の増加という煽動

戦地でハンセン病を発症した兵士の存在について注目したのは菊池恵楓園長宮崎松記であった。「戦時下のハンセン病患者」の章で詳述するように、宮崎は、ハンセン病を傷痍軍人の恩給対象となるように尽力した。宮崎は、こうした患者を「軍人癩」と呼ぶ。

戦後すぐ、宮崎松記は「軍人癩」の増加に警鐘を鳴らした。宮崎は、平時でも軍勤務中にハンセン病を発症する例が多いので、戦時には結核同様、ハンセン病も多くなるとの予想を立てた。なぜならば、恵楓園においても日中戦争勃発以来一四六名のハンセン病の兵士を収容しているからである。戦地における発症の誘因として宮崎は、戦場での過労・飢餓、マラリア・デング熱・脚気《かつけ》・結核などの罹患、寒冷・暑熱などの苛烈な気候、捻挫・打撲・負傷・手術などの刺激をあげ、「今次戦争に関連して発生した軍人癩の数」を一万七〇〇〇名と推定している。これは、当時の日本国内のハンセン病患者一万五〇〇〇名より多い数字である（宮崎松記「戦争と癩」『民族衛生』一三巻二・三号、一九四六年二月）。

さすがに、その後、宮崎も一万七〇〇〇名という数字を修正する。一九四七年六月六日・七日に開かれた国立療養所（癩）所長・庶務課長会議に菊池恵楓園が提出した議題「今次戦争中の軍隊に於ける癩発生数の推定」では一万二〇〇〇名という数字を提示し（「国立療養所（癩）所長庶務課長会議」）、一九四八年には六〇〇〇名という数字を示している。最初より少なくなったとはいえ、やはり大きな数字である。宮崎は、こうした数字を提示する根拠として「戦争の末期になつて一時に多数のものが応召し、軍医官の手不足から検査が粗漏《そろう》になつた結果、相当顕著な癩症状を帯し乍《なが》ら悠々入営（団）したものも稀ではなかつた」こと、あるいは「戦争にあこがるる気持から、一度令状を手にするや、無断逃走して所謂《いわゆる》帯患の儘《まま》入営（団）したものも二三に止らない」ことなどをあげている。

しかし、敗戦時の軍事保護院の発表によれば、軍事保護院が取り扱ったハンセン病患者は六六〇名とされ、また、宮崎の調査でも、日中戦争以来、全国の国立ハンセン病療養所に収容された戦地で発症した患者数は六二四名に過ぎなかった。宮崎は「軍隊内で発生した癩患者中直接療養所に送致されなかつたその大多数のものはその儘《まま》一般社会に放出せられて」新たな感染源となり、「将来の日本の癩の増加に拍車をかくることになる」と予測、戦後の「衛生状態の不良化は食糧事情の窮迫化と相俟《あいま》ち、結核と同様に癩に対しても其発生増加に好適の環境が形成せられる条件が具備せられつつあり　尚これに引揚民中の癩発生を考慮に入るる時、今後の日本に於ける癩の発生は増加の一路を辿るものと考へねばならない」と警告した（宮崎松記「戦争と癩」『レプラ』一七巻一号、一九四八年二月）。宮崎は、戦後も「無癩県運動」の継続を力説し、「癩予防法」の隔離条項の強化を訴えた。その背景には、以上のような「軍人癩」が激増するという認識があったのである。

しかし、こうした宮崎の主張に対し、駿河療養所の所長高島重孝《しげたか》は疑問を呈し、「軍人癩」の発症は年間平均一〇〇人と推測し、「爆発的多数の流行は認めがた」いと断言している（高島重孝「戦争と癩」『レプラ』一七巻一号）。また、厚生省公衆衛生局結核予防課技官佐分利輝彦も「わが国らいの諸問題」のひとつとして「戦争らいの問題」をあげ、「太平洋戦争中、南方のらい蔓延地域に出征したわが国の壮丁が、らいに感染したであろうことは当然予想されうる」と述べているが、「幸にも、目下のところ、この戦争による患者の発生は余り注目すべき程度に達していない」と、宮崎らの警告が杞憂《きゆう》であったことを明言している（佐分利輝彦「わが国今後のらい予防対策について」『愛生』六巻九号、一九五二年九月。『厚生省だより』四巻一二号より転載）。宮崎は、自らが築いた「軍人癩」の激増という虚構のうえに、隔離強化という路線を敷いたことになる。

光田健輔の民族差別感

一方、「三園長証言」のなかで、光田健輔が隔離強化の根拠としたのが、朝鮮戦争下の韓国・小鹿島からハンセン病患者が日本に流入しているという事実認識であった。一九五〇年六月二五日、朝鮮民主主義人民共和国（北朝鮮）軍が北緯三八度線を越えて韓国側に攻撃を開始して始まった朝鮮戦争は、その後、アメリカを中心とした国連軍が韓国を支援して参戦、さらに中国の義勇軍が北朝鮮を支援して参戦し、一九五一年四月以降、戦線は膠着《こうちゃく》状態にあった。「三園長証言」はこうした状況下でなされたのである。

しかし、光田のこの認識は、朝鮮戦争により小鹿島の管理ができなくなったことだけに由来するものではない。一九四三年においても「朝鮮南部より内地に潜入する癩は、年々数百を以て数へられて居る」と述べているし（光田健輔「防癩は健民運動の魁《さきがけ》である」『愛生』一三巻二号、一九四三年二月）、また、北朝鮮と韓国が開戦せず、三八度線をはさんで緊張関係にあった一九四九年三月六日、長島愛生園で開かれた癩病理講習会の場で、光田は講演し、「昔から日本と朝鮮との交通は相当頻繁で、陶器や開墾に可成《かな》りな朝鮮人が入り込んで居り熊本、鹿児島地方もさうであります」と述べた。熊本・鹿児島はハンセン病患者が多い県とされ、あえて、光田がこうしたことに言及したのは、歴史的に多くのハンセン病患者が朝鮮半島から日本に流入しているという彼独自の思い込みによるものであった。

そして、光田は「現今も全羅南北道から日本に来てゐる患者は相当であります」と持論を展開する。小鹿島更生園は全羅南道にある。彼は続けて「目下一〇人の収容があると、その内一人は朝鮮人の割合ですが実に大問題であります。現在日本では患者一〇〇人を越す県は愛知、熊本、兵庫、宮崎、鹿児島など数指を屈するに過ぎないのに、鮮人がどんどん入つて来てゐることは厚生省も考へていただきたい」と、あたかも、朝鮮人患者の流入が日本のハンセン病を拡大させているかのごとき発言をおこない、「朝鮮人の癩患者に対する対策を考へていただく様厚生省に建議致し度く思ひます」との決意を表明している（光田健輔『癩に関する論文』三輯、一九五〇年）。

戦前の植民地統治時代さながらの「鮮人」という蔑称を使用する光田には、韓国・朝鮮人に対する激しい民族差別の感情が根強く存在した。光田が韓国・朝鮮人への激しい差別感情を抱いていた一例を示そう。一九五三年六月二五日、「癩予防法」の改正案に反対して愛生園でハンストをおこなっていた患者を見回った際、光田は在日韓国人であった金泰《キムテ》九《グ》に対し、「お前は半島人だな」と言ったという。金は「半島と言う国もないのに半島人はない。半島人を取り消してもらいたい」と抗議するが、光田は取り消さなかった。二年後の夏、金は故郷に残した病気の妻を見舞うため、一時帰省を申請し、検査の結果、菌は発見されなかったにもかかわらず、光田は許可しなかった。「半島人」発言に抗議した金への光田の報復であった。このため、金は妻に再会することができず、妻の死を後から知らされることになる（金泰九『在日朝鮮人ハンセン病回復者として生きたわが八十歳に乾杯』牧歌舎、二〇〇七年）。

金は一九五二年一月に愛生園に入所している。入所の際の検診で、金は光田の診察を受けているかもしれないが、金は記憶していない。金が明確に光田と言葉を交わしたのは、ハンストのときが最初である。なぜ、光田は金の顔を見るなり韓国人だとわかったのだろうか、金は今でも不思議だと言う。光田は園内の在日韓国・朝鮮人患者の動向に注意していたので、金についても事前に調べていたのであろう。「半島人」という光田の言葉に込められた民族差別感情が、その独自の認識を生み出していたのである。

翌一九五〇年一月、栗生楽泉園で、患者同士の殺人事件が起き、その被害者も加害者も韓国・朝鮮人であったことが光田の差別感情をさらに激化させた。二月一五日、第七回国会衆議院厚生委員会に政府委員として出席した光田は、全国のハンセン病療養所に五〇〇人の韓国・朝鮮人患者が隔離収容されている事実を強調し、「近年、ことに朝鮮人の内地に移動する者が多くなりまして、これはあたりまえに査証を受けて入る者もございますが、密航する者も多数にある。これが山口県とか福岡などの炭鉱とか製造工場に入りまして、そして軽いうちは労働に従事しておりますが、次第々々に重くなつておる者がたくさんございます」と、かねての持論をまくし立てた。そして、一月の事件をあげ、「朝鮮独特と申しますか、殺人を平気でやるような凶暴な者が出て来たのであります」「人を殺すことを何とも考えないような朝鮮の癩患者を引き受けなければならぬという危険千万な状態にありまして」と、韓国・朝鮮人患者への恐怖を煽るのであった。光田は殺人を犯すような韓国・朝鮮人患者が大勢、密入国してくるということを盛んに吹聴した（『第七回国会衆議院厚生委員会議録』五号）。

「韓国癩」の恐怖の宣伝

朝鮮戦争の開戦後、前年三月の講演で表明したように、光田は一通の意見書を厚生省に提出した。それは「国際癩対策意見」という文書で、絶対隔離政策の必要を力説するものであるが、そのなかで「最近に於ける日本の癩問題に就て特に影響のあるのは韓国癩の問題である」と明言している。さらに、「韓国の癩に就て更に注意すべきは韓国癩の犯罪についてゞある」「韓国癩で犯罪に関連のある者が比較的多く療養所内に於てもや、もすれば悪の温床となり勝である」と、韓国・朝鮮患者の密入国の恐怖を強調するのであった。そして、「韓国癩は漸次日本に移動する傾向がある。現在日本の療養所に入所しているものを五百人としても尚七百人の外部潜伏患者がある」との推測を示した（「韓国癩に関する資料」、多磨全生園ハンセン病図書館所蔵）。光田により、五〇〇人という韓国・朝鮮人の入所者の存在は、「韓国癩」の激増を実証する数字として利用された。光田が使用した「韓国癩」という語は、恐怖感を煽る象徴となっていく。

そして、一九五一年五月一八日、光田は、密入国問題を審議していた第一〇回国会の衆議院行政監察特別委員会で証人として喚問を受けるに至る。そこでも、光田は「今は全国の十箇所の療養所に五百人の韓国人が入つております。年々これは増加の傾向がある」と述べ、以下のように「韓国癩」の恐怖を証言した。

朝鮮人はさつき申しましたように、年々内地に移動いたしますが、それが癩と言つて来るんではなくて、割合に初期に来ますから、普通の検疫官あるいは役人とかいうようなものにはよくわかりません。それで内地に次第々々にふえて参りまして、いろ〳〵の職業に、病気でありながら従事いたしておるわけであります。……（中略）……入国は釜山《プサン》、麗水《ヨース》、それから木浦《モッポ》、その付近が癩の多いところであります。そのところから密入国者は小さな上荷というような船に乗つたりして、萩とか仙崎、下関それから福岡の諸港、そういうところに入つて、炭鉱にもぐるとか、あるいは荷揚げ人足になるとかいうことで、次第次第に病気が重くなつております。……（中略）……朝鮮人の生活というものは、狭いところの室内に多数の者が寝起きをする。そしていつも昆虫―南京虫とかはえとか、のみとか、しらみとか、それから最も媒介するものはかいせんであります。かいせんを持つておつて、それが自分の、日本人あるいは朝鮮人に生ました子供に、親の病気がうつるわけなんです。そういうような者が続々と発見されて、今の療養所に入つて参るのです（『第十回国会衆議院行政監察特別委員会議録』二六号）。

光田は、ここでかなり具体的に「韓国癩」の密入国について証言している。光田は、すべて事実を把握しているかのように、密入国のルート、密入国後の生活について語っているが、これは真実なのだろうか。

光田の〝偽証〟

光田は「全国の十箇所の療養所に五百人の韓国人が入っております」と証言しているが、この数字について「さつき五百人と申し上げたのはいろ〳〵その身元を探り探つて、そうして出た数字であります。日本で生まれて、親が癩病でうつしたような子供は、三重県人とか、あるいは愛知県人とか、あるいは兵庫県人であるというようなことで、次第々々にわからぬようになつて参るのであります」と説明を補足した。すなわち、五〇〇人というのは、身元を調査して韓国・朝鮮人と判明した患者の総数であり、そのなかには日本人と間違われるようなひとびと、すなわち戦前に日本に渡航したか、あるいはその子孫となる在日韓国・朝鮮人も含まれているのである。これまで、光田は、あたかも、戦後になって五〇〇人もの「韓国癩」が日本に密入国してきたかのごとく発言してきたが、証言のなかで、光田自らが、それが誇大な宣伝であったことを認めたのである。

それだけではない。光田が証言した衆議院行政監察特別委員会では、すでに三月二七日に出入国管理庁第一部長田中三男が、この問題について証言に立ち、これまで出入国管理庁で扱った密入国のハンセン病患者は二名に過ぎず、「風評によりますると、日本では非常にいいらいの治療薬ができたというふうなうわさが半島に伝わつて、半島のらい患者は日本へ行けば治療してもらえるというふうな風評まで韓国では行われておるというようなうわさも耳にいたしております。しかし真偽はわかりません」と明言しているのである（『第十回国会衆議院行政監察特別委員会議録』三号）。田中は、光田が言うような状況を「風評」「うわさ」と受け止めている。

さらに、一九五一年一一月二七日、出入国管理庁長官鈴木一は、光田に対し、小鹿島に「収容中約六千名はそのまま今日も厳重に監視して療養中である」と報告している（出入国管理庁「韓国の癩患者調」および一九五一年一一月二七日付光田健輔宛て鈴木一書簡〈長島愛生園所蔵〉）。小鹿島から患者が逃走し、日本に密入国しているという光田の主張は事実において否定されている。

このように、光田が衆議院行政監察特別委員会でおこなった証言は、事実に基づかない思い込みや推測で述べたものに過ぎない。故意に事実ではないことを光田は吹聴し、絶対隔離政策維持の根拠としたのである。この証言は、絶対隔離政策維持のために故意になされた偽証に限りなく近いものであった。朝鮮戦争に乗じて「韓国癩」の恐怖を煽り、絶対隔離政策を維持させようとした光田の戦略であった。なお、一九五三年の厚生省の調査でも「朝鮮からの密航によるライ患者」の数は、一九五〇年で一二名、一九五一年までの総計でも二三名にすぎない（『楓の蔭』二六二号、一九五三年一〇月）。

このように「軍人癩」「韓国癩」が増加するという虚構が絶対隔離政策維持の重要な根拠とされた。戦後になっても、戦争が隔離を強化するという構図には変化はなかったのである。そして、一九五三年、患者のハンストや座り込みなどの抗議を無視して、「癩予防法」は「らい予防法」と改正され、絶対隔離政策は維持された。厚生省の官僚たちは全国の療養所を回り、説得に当たった。その論理は、「公共の福祉」であった。ハンセン病患者が社会に復帰すると、大多数の国民が不安を抱くので、それを防ぐためにハンセン病患者は今後も隔離を受容せよというのであった。かくして、基本的人権の尊重をうたった日本国憲法の下で、ハンセン病患者の人権は無視されていく。大多数の国民の安全・安心という「公共」の価値のためには、ハンセン病患者という少数者の人権は犠牲に供されてもやむを得ないという論理が罷《まか》り通った。ハンセン病患者には、戦時中の論理が戦後も強要されたのである。

戦時下のハンセン病患者

戦時下のハンセン病療養所

「堅忍持久」する患者

戦争は隔離を強化しただけではない。戦争の拡大と長期化は、ハンセン病療養所に隔離された患者の生活を追い詰めていく。それを全生《ぜんしょう》病院の患者の生活記録である「舎長会簿」のなかに見ていこう。それによれば、すでに日中戦争勃発《ぼっぱつ》直後の一九三七年八月一八日、舎長会例会で「対支事変の時局重大故お互が自分達の生活の節約に意を用ふやう」申し合わせていたが、一九三八年六月一〇日、舎長・付添総代・明杖会（盲人会）総代ら患者の代表に対し、病院当局からこの年に予定していた夏用肌着の支給を「事変の為め品不足と高値」により来年に延期する旨の通知がなされ、患者側もこれを了承している。さらに、六月一九日の舎長会例会では「ホータイガーゼ薬品の不足は傷病兵にとられ不足　各自節約の件」が、一〇月四日の例会では「手拭、下駄、鼻緒節約」が、それぞれ決められている。そして、「銃後後援強化週間」中の一〇月一〇日は「堅忍持久の日」として、禁酒・禁煙が励行され、一一月七日より「国民精神作興《さっこう》週間」が始まると、期間中の一一月八日は「禁煙間食廃止の日」とされ、一二月一八日には舎長会例会で「時変《ママ》下二年目正月をつゝましくの件」が申し合わされた。患者は自主的に節約と忍耐を自らに課している。

　これに対し、全生病院当局も患者に忍耐を求めるのみであった。院長林芳信は「今期事変の療養所に及ぶ影響は決して少なくない。治療材料、燃料其《そ》の他一般物価の騰貴は直ちに療養生活に響くことであるが然《しか》し我々は如何《いか》なる困難にも御国のために耐へ忍ぶ覚悟を持ち、質素倹約を旨として冗費を省き諸物を粗末にすることなく大切に且つ最も有効に使用することに心掛け尚ほ廃物の利用法等をも充分考究する等極めて合理的に各自〳〵が注意し合ひて協力一致行くならば非常時克服難事たらず」と患者に「御国のために耐へ忍ぶ覚悟」を求めた（林芳信「年頭の所感」『山桜』二〇巻一号、一九三八年一月）。一九三八年一一月九日、全生病院を訪れた厚生大臣木戸幸一《きどこういち》も、患者に対し「戦争はこれからです。国民は各々の本分を守つて上下心を一つにして進まねばならぬのであります」と訓示、「日本国民の一員である」ことの自覚を求めた（「木戸厚生大臣閣下の御挨拶要旨」『山桜』二〇巻一二号、一九三八年一二月）。国家は、ハンセン病患者を隔離し、社会から排除しつつ、その一方で国民の責務を自覚することを要求した。患者は進んで「国防献金」にも応じた。そして、一九四〇年を迎える。

紀元二六〇〇年

一九四〇年は、神武《じんむ》天皇が即位してから二六〇〇年目に当たる「紀元二六〇〇年」とされた。長引く戦争のなか、国民の精神を引き締め、さらなる戦争遂行に動員するため、国家は「紀元二六〇〇年」を奉祝することで国民のナショナリズムを煽動した。一一月一〇日、東京で昭和天皇臨席の下で祝典が開催され、全国各地でも提灯《ちょうちん》行列などの奉祝行事が実施された。

全生病院でも、一九三四年に貞明《ていめい》皇后から「下賜《かし》」された「恩賜楓」を中心に約一万坪の「紀元二六〇〇年」の記念公園の建設工事が開始された。その工事の労働には職員だけではなく患者も「奉仕作業」として駆り出された。完成は一九四一年一一月になるが、公園建設の趣旨は「完成の暁には患者諸君の散歩地帯となり或は休憩慰安所となつて陛下の深き御恵みに浴し疲れたる心身に生気を蘇すこと」に置かれていた。全生病院では、このほか竹林の建設、二六〇〇本の欅《けやき》の植樹、薬草園の建設、記念貯金、患者慰安会の拡充などの事業が記念事業として実施された（林芳信「重ねて皇太后陛下の御仁慈を拝す」『山桜』二二巻一二号、一九四〇年一二月）。このように、「紀元二六〇〇年」の奉祝は隔離された療養所にも及んでいた。いや、隔離された場であるからこそ、及ばねばならなかった。

香川県にある大島《おおしま》療養所でも一九四〇年一一月一〇日、「紀元二六〇〇年」の奉祝式が挙行されている。当日の患者自治会常務委員会の「日記帖」には、次のように記されている。

一、午前十時五十分ヨリグラウンドニ於テ奉祝式ヲ行フ

序

一、開会式辞
一、宮城遥拝《きゅうじょうようはい》
一、国歌斉唱
一、紀元二千六百年紀元節ニ当リ賜リタル詔書捧読《ママ》
一、式辞　所長代理
一、所歌合唱
一、万歳三唱

一、閉会式辞
式後奉祝行事ノタメ本道ヨリ北山ヲ廻リ大島神社ニ至タル迄提灯《ちょうちん》行列ヲナシ神社参拝后万歳三唱解散ス
一、本日ハ米食ナリ

食糧事情が厳しいなか、この日は米食が出たことが、あえて「日記帖」に記されている。しかし、ハンセン病患者にとっての「紀元二六〇〇年」は、こうした奉祝行事のみに終始したのではない。隔離の強化という形でもハンセン病患者の身に大きな影響を与えた。絶対隔離に向けて「無癩《らい》県運動」が展開され、内務省衛生局では一九三六年度から一〇か年計画で一万人の患者を隔離するという計画が開始されていたが、厚生省のもとでこの計画が早められ、一九四〇年に一万人隔離を達成することになったのである。これもまた「紀元二六〇〇年」奉祝の一環であった。そして、一九四〇年、ほんとうに一万人隔離が達成された。本来ならば、一九四五年に達成されるはずであった目標が五年も早く達成されたということは、それだけ厳しい隔離がなされたということである。厚生省予防局優生課長床次徳二は、埼玉県を事例に「未収容患者は真に已《や》むを得ざる者十名以下の六名となりました」と喜び、「一万床の完成を待ち直ちに患者の収容を行ひ第二第三の無癩県へと夫々《それぞれ》山口、愛媛、宮崎等々の各地でも其の準備が着々進行して居ります」との希望を表明した（床次徳二「癩予防事業の今後」『日本MTL』一一六号、一九四〇年一一月）。しかし、一万人隔離を急いだため、どこの療養所も定員超過となり、患者の待遇は悪化した。

大島療養所の「常務員会日記帳」の一九四〇年一二月六日の条には、所長野島泰治《のじまやすはる》が園内放送で「新入所者ノ増加ニツイテ」、次のように語ったと記されている

　二千六百年ノ記念事業トシテ癩患者実数ノ調査ガ衛生課並《ならび》ニ療養所員ヲ動員シテ目下大々的ニ行ハレツ、アリ。ソノタメニ今日マデ新入所者ノ増加ヲ見タルモ、今尚高知県ヨリ十五六人島根県ヨリ二十名ノ収容依頼アリ。ソノ他各県ニ多少宛《あて》アリトオモハル、ヲ以テソノ半数宛ヲ収容スルトシテモ六百七十名、若《も》シクハ止《やむ》ヲ得ザレバ定員外ニ五名乃至《ないし》十名アランカトモ思ワル。

一万人隔離達成のため、大島療養所でも定員を超えた隔離がおこなわれていた。荒唐無稽《こうとうむけい》な建国神話に基づき、天皇の民、「神国《しんこく》」の民として他民族への優越感を煽った「紀元二六〇〇年」という国家行事のもと、ハンセン病患者への隔離は強化され、隔離された患者の待遇は悪化させられた。

重監房の開設

栗生楽泉園の開設

群馬県草津《くさつ》温泉のはずれに栗生楽泉園《くりうらくせんえん》が開設されたのは、一九三二年一二月二六日のことである。岡山県の長島愛生園《ながしまあいせいえん》に次ぐ、二番目の国立ハンセン病療養所である。あえて、ここに療養所をつくったのは、草津温泉の湯之沢《ゆのさわ》にハンセン病患者の集落があったからである。草津温泉がハンセン病治療に効果があるとされ、湯之沢にハンセン病患者が集住しはじめたのは一八八八年頃と言われるが、一九三〇年には一八〇世帯・六五二人が暮らしていた（栗生楽泉園編『草津町湯之沢に於ける癩の統計的考察』一九三七年）。絶対隔離政策を進めるうえで、湯之沢の存在は放置できなくなり、湯之沢の患者を隔離収容するために楽泉園は生まれたのである。

湯之沢には、一九一七年、聖公会のイギリス人女性宣教師コンウォール・リーが聖バルナバ医院を開設、キリスト教の精神にもとづき患者への医療活動をおこなっていた。したがって、湯之沢では患者はさまざまな職業に従事し、家族を持ち、日常的な生活を続けながら療養していたのである。そのため、楽泉園には自由療養地区を設け、湯之沢で患者が暮らしていた家屋を移築することも認めた。患者の早期収容を達成するためであった。

「特別病室」の設置

楽泉園が開かれて六年が経過した一九三八年一二月二四日、止門のそばの山中に「特別病室」なるものが竣工した。これは、癩予防協会（一九三一年、貞明《ていめい》皇后の下賜《かし》金や財界からの寄付を基金に渋沢栄一《しぶさわえいいち》・安達謙蔵《あだちけんぞう》ら政財界人と内務官僚により設立された団体）を通じて三井報恩会からの寄付金をもとに建設されたもので、「病室」とはいうものの、実態は監獄であり、今も楽泉園の入所者は重監房と呼んでいる。

すでに「癩予防法」のもと、各療養所長には患者に対する最高三〇日以内の監禁、減食、謹慎、譴責《けんせき》などの処罰をおこなう懲戒・検束権が認められていた。療養所内の秩序破壊、賭博《とばく》、風紀紊乱《びんらん》、猥褻《わいせつ》行為、さらには職員への反抗や逃走などをおこなった患者には所長の判断でこれらの懲罰が課せられていた。そのため、どこの療養所にも監禁室が設けられ

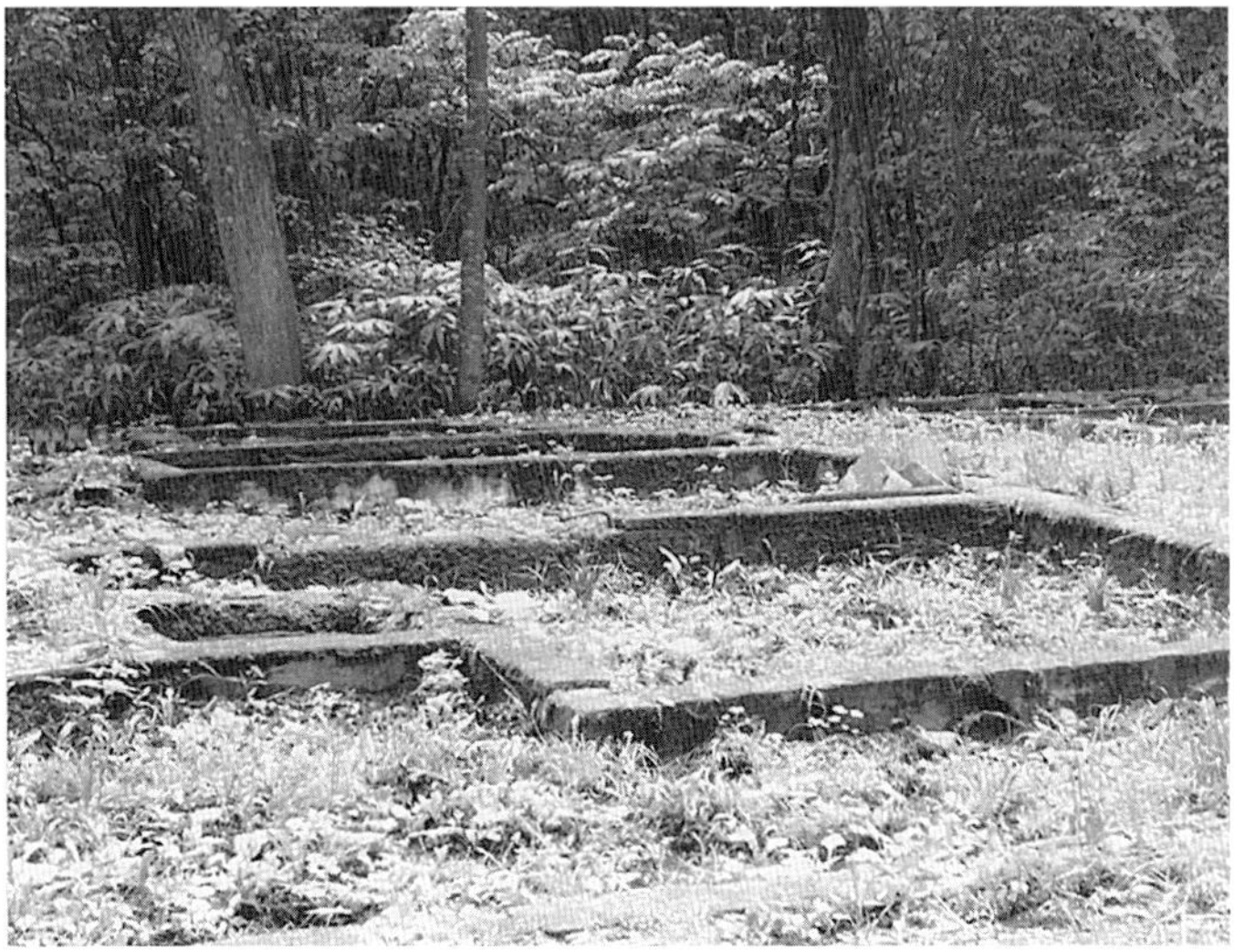

図２　栗生楽泉園「特別病室」跡

ていた。

　しかし、これとは別に療養所長の間では「癩刑務所」の必要が叫ばれていた。絶対隔離のもと、ハンセン病患者の刑事犯を収容する専門の刑務所が必要とされたのである。本来、「特別病室」はそうした「癩刑務所」として計画されたのであるが（栗生楽泉園患者自治会編『風雪の紋―栗生楽泉園患者五十年史―』同自治会刊、一八八二年）、完成した「特別病室」＝重監房には全国の療養所から患者が恣意的に送られてきた。刑事犯であっても正規の裁判を受けたわけではない。また、逃走、無断外出、反抗などの理由で送致された者も多い（「栗生楽泉園特別病室真相報告」「人権闘争関係資料綴　昭和二二年」〈栗生楽泉園入所者自治会所蔵〉）。「特別病室」は全国の監禁室のさらに上に位置づけられた監獄であり、まさに重監房の名にふさわしい施設であった。

ここに送致され監禁されたのは、氏名がわかる者だけで延べ九三名、ただし、そのうち二回監禁された者が三名いるので、実質的な人数は九〇名である。患者は「癩予防法」のもとの規定を無視して長期間監禁された。そのうち、二二名が凍死・衰弱死など事実上の獄死を遂げている（「自昭和十四年　特別病室収容簿抜き書」、前掲「人権闘争関係資料綴　昭和二二年」）。

楽泉園は標高一〇〇〇㍍の高原にある。冬は雪も深い。わたくしは、六月下旬に訪れたとき、夜は炬燵《こたつ》を必要としたし、二月に訪れたときは腰までの雪に重監房までの行く手を阻まれた。そうした厳寒の地に造られながら、コンクリート造りの重監房には暖房設備は皆無であった。監禁された患者は意図的に殺された。

重監房の記憶

現在に至っては、重監房に投獄された患者九〇人のうち、その体験を聞ける方はもういない。患者労働として入獄者の世話をした方々もごくわずかになった。鈴木幸次《すずきこうじ》はそうしたなかで貴重な語り部である。

一九二三年に秋田県に生まれた鈴木は、ハンセン病を発症し、一九四〇年に栗生楽泉園に隔離された。鈴木が重監房に関わることになるのは一九四四年からであった。二〇歳を過ぎたばかりの鈴木はひとりの朝鮮人の患者の手伝いをして重監房に食事を運ぶことになる。

「おじさん」、鈴木はその患者をそう呼ぶ。おじさんは、時々、楽泉園を抜け出してどこかで牛を解体し、肉を売り、残った頭と足を担いで帰って来た。鈴木はおじさんから「栄養があるぞ」といわれて頭をもらったという。あるとき、おじさんが「とにかく俺に付いて来い」と言うので、付いて行くと、そこは重監房であった。当時、おじさんは重監房の入獄者に食事を運んでいた。ハンセン病療養所では職員が少ないため、患者に強制労働が課せられていた。重監房への食事運搬が、おじさんに課せられた労働であった。しかし、おじさんは、牛の解体のため時々、楽泉園を抜け出す。その留守中の食事運搬を鈴木に任せようというのだ。鈴木は「いやだよ。俺はあんな所行きたくない」と断ったが、「いいからやってろ」と強引に任されてしまった。

おじさんは、月に一回くらい、三日か四日、園を抜ける。そのときだけ、鈴木は仕方なく食事運搬を代わることになった。無断外出が発覚すれば、おじさん自身が重監房に監禁されてしまう。そこで、おじさんは、園側の職員には、自分が風邪をひいたときは鈴木に代わってもらうと説明していた。

おじさんが不在のとき、鈴木は自分の朝食を終えた後、八時半頃、食事の入った飼葉桶《かいばおけ》みたいな箱を担いで重監房に向かった。食事の内容は前掲「栗生楽泉園特別病室真相報告」には「握り飯一つ、梅干一つ」と記されているが、鈴木は自分たちと同じメニューだったと言う。戦局が悪化していた一九四四年である。「握り飯なんか出るわけがない、米がないんだから。例えで、握り飯一個くらいと表現したのが、握り飯一個と言われるようになった」と、鈴木は説明する。では、どのような食事だったのか。米が足りないので、米以外に大根とかサツマイモを混ぜて炊き込み、粘り気を出した飯だったと言う。そのサツマイモも、苗を取って捨てる種芋であった。鈴木は重監房に食事を運ぶ際、粘り気が足りないから器が傾くと飯がガラガラッとこぼれたと述懐している。味噌汁など出た記憶もないという。味噌など入っていない塩汁を飲まされた。

当時、重監房には六人が監禁されていた。監房は八室だったから、二部屋が空いていた。職員が鈴木の行動を見張っていた。監禁された人たちは、誰でもいいから話し相手がほしかったので、獄中から鈴木に話しかけた。鈴木が相手をすると監視していた職員が「余計なことを言うな」と怒鳴った。鈴木は、「なんか私が悪いことをして怒られているみたい。そんないやな感じ。行く度にいやな感じがした。その頃は職員なんか人間と思っちゃいないんだから、こっちを」と苦笑する。

鈴木は重監房に食事を運ぶだけで、獄死した遺体を搬出する作業には関わらなかった。それは別の患者労働であった。鈴木はその作業について、次のように説明する。

作業種目のなかに世話係という作業があったんですよ。それは、電燈が切れたから換えてほしいとか、食器がこわれたから交換してほしいとか、そういう雑用をしてくれる世話係という人が三五名おった。毎日、加島という分館長の所に顔を出して、今日はどんな仕事があるだろうって聞いて、それで交換具があったら交換してもらって換えていた。重監房に入れるのもその人たちだった。五人くらい。主任の人が呼び出されて、今日は来いと言われて、主任の指示に従って重監房で、投獄するときも、亡くなったときも、その人たちがやっていた。火葬もその人たちがやるんだよね。

患者を重監房に投獄するのも、獄死した遺体を搬出するのも、職員は命令するだけで、直接、手を下さず、患者にやらせていた。ここに、重監房の悲劇があった。患者を投獄し、長期間、監禁し、死に至らしめても、それを命じた職員は、自らが強いた残虐な結果に触れることもない。それゆえ、心を痛めることなく、残虐な行為を継続することができた。患者の死を見て心を痛めたのは、世話係の人びとであった。

この鈴木の話のなかに「加島という分館長」という名前が出てきた。加島正利、彼こそが、この残虐な行為の現場の責任者であった。今でも、栗生楽泉園の入所者の間では、強制隔離による人権侵害の象徴として、その名が語り継がれている。

加島正利は楽泉園開園のときに雇員として採用され、重監房が完成した一九三八年に看護長に就任している。看護長と言っても、医療行為に関わるのではなく、患者管理を業務とするもので、一九三九年に事務分館長となってからは、重監房への監禁は加島の恣意的判断でなされた。加島は、「涼しい所で頭を冷やすか」と重監房への監禁をほのめかし、患者を脅して回ったという（栗生楽泉園患者自治会編前掲書）。

死との直面

鈴木は遺体の搬出には関わらなかったが、獄死には直面している。ある朝、食事を運んで行くと、ひとつの房で、食事の出し入れをする掃き出し口から手が出ていた。何かをまさぐっているように手が動く。これでは、食事を入れることができない。鈴木は不思議に思ったが、「ご飯だよ」と大声を上げた。そのときには手の動きは止まるが、鈴木の声が途切れると、また、まさぐる。監視している職員は「早くやれ」と鈴木を脅す。鈴木は、その房に向って「いらねえのかー」と声を掛けるが、手は引っ込まない。職員は「そんな者、放っておけ」と怒鳴るので、鈴木はその房には食事を入れずに、次の房に向かった。

翌朝、鈴木はいつものように重監房に食事を運び、その患者の死を知る。鈴木はそのときのことを次のように語る。

次の日、給食に取りに行ったら、ひとり足りないんだよ、ご飯がね。「今日はどうしたの、ご飯足りないの」って言ったら、「いいんだよ、いいんだよ」って言うからね、「なんでいいことねえじゃないか。六人なんだよ。五人分しかねえじゃないか」。「いいんだよ、お前なんかそんなこと心配しなくてもいいんだよ」って、給食の職員も、こっちを馬鹿にしているから、そんなこと追及しても教えないわけ。おかしなこと言う兄ちゃんだなと思って担いで行ったら、いないんだ。昨日死んだんだね。そういう出来事を私なんかほんとうに忘れない。ショックだよね。行ってみるまでわからないんだからね。看守が言わないし、いるだろうと思って行って「ご飯だよ」ってやったけど、声はないし、手は出てこないし。私は必死になってまごまごしていたら、看守の方で「そこはいいんだよ」って。それしか死んだということを私に伝達する方法がねえ。死んだとか教えちゃいけないって言われてたんだろうね、職員も。前日の不可解な行動は、死を前にした何かのメッセージであったのか。今でも、鈴木はその日のことを忘れられない。

鈴木にとり重監房体験の衝撃は戦後になっても消えなかった。戦後の患者自治会運動に参加し、支部長会などで他園の患者に会うと、その園から重監房に送られた患者の情報を尋ねた。鈴木が聞いた鹿児島県鹿屋《かのや》にある星塚敬愛園《ほしづかけいあいえん》から送られてきた患者の送致理由は悲壮極まるものであった。星塚敬愛園には、高い場所があって、そこからは園外の出んぼが見える。その患者は田んぼを見て、故郷に残してきた身重の妻と田んぼのことを思った。身重の妻ひとりに稲刈りをさせられないとどうにもたまらなくなり、園の塀を乗り越え逃走、一か月で稲刈りなどの農作業も終え帰園した。翌年、また逃走し、稲刈りを終え帰園するが、そのとき見つかってしまった。そして、懲罰として重監房に送られた。

重監房がつくられた一九三八年は、日中《にっちゅう》戦争が長期化する渦中にあった。戦争の長期化により生活物資や医療物資が不足し、隔離された患者の不満が高まっていく。重監房は、そうした患者の不満を封じ込める役割を果たした。戦争は、確実に隔離の現実を厳しくしていた。

軍隊と隔離政策

奄美大島要塞と和光園

戦争の影響は、南の島のハンセン病患者にも及んだ。一九三〇年三月末現在の調査によれば、鹿児島県の未隔離のハンセン病患者数は一二三六人で、全国でいちばん多い（内務省衛生局編『癩患者ニ関スル統計〈昭和五年三月三十一日調査〉』）。「無癩県運動」のもと、患者の隔離が進んだ一九三五年段階でも、鹿児島県の未隔離患者数は一〇八一人を数えている。そして、そのうち奄美《あまみ》群島の患者は県全体の三分の一近くに当たる三七〇人を占めていた（林文雄「奄美和光園の開園」『星光』八巻五号、一九四三年五月）。

一九三五年七月、特に患者が多いとされていた奄美大島の名瀬《なぜ》町大熊地区で、住民への強制的な検診がおこなわれ、一二〇〇名の受診者のなかから二〇名の患者が発見されている（名瀬市大熊壮年団編刊『大熊誌』一九六四年）。当初は、奄美群島の患者は鹿児島県鹿屋《かのや》にある星塚敬愛園《ほしづかけいあいえん》に収容されたが、これらの奄美群島の大勢の患者を隔離するために名瀬町に国立ハンセン病療養所奄美和光園が開設されたのは、一九四三年二月のことである。

奄美和光園の開設には、軍部の意向も反映していた。奄美大島には、一九二〇年から要塞建設工事が開始されたが、その後、国際的な軍縮の流れのなかで、工事は中止されていた。しかし、軍縮が破綻して、工事は再開、一九三八年三月、奄美大島要塞の新営工事が竣工《しゅんこう》する。同年六月一日、奄美大島要塞の司令官藤田与五郎は、ハンセン病の「絶滅ハ当要塞防衛上極メテ肝要」として、奄美大島にハンセン病患者の隔離施設を開設することを陸軍省に求めている。

そして、六月二〇日、陸軍次官東条英機《とうじょうひでき》は厚生次官広瀬久忠《ひろせひさただ》にこの旨を伝え「配慮」を求めることにしている。この奄美大島要塞司令官からの要請書には、「患者ハ公然共同浴場、理髪店等ニ出入シ各種ノ集合等ニ出席スルモ一般部落民ハ敢《あえ》テ之《これ》ヲ介意セザル状態」で、「病毒ハ益々散蔓《さんまん》シ啻《ただ》ニ患者家族ノミナラズ四隣ニ伝播《でんぱ》セシメツツアリ」「今ニ於テ適当ノ方策ヲ樹立スルコトアラサレハ病毒ノ蔓延《まんえん》測ルベカラズ」とする鹿児島県大島支庁の「大島郡ニ癩療養所設立ノ必要ニ付テ」と題する文書も添付されていた（「大島郡ニ国立癩療養所支所設置等ニ関スル件」「昭和十三年密大日記」第六冊〈防衛省防衛研究所所蔵〉）。要塞防備に当たる将兵への感染を防ぐために、隔離施設の開設が急がれたのである。

陸軍省からの要請を受けて、一九四〇年、厚生省は奄美大島に国立ハンセン病療養所の開設を決定、そして、すでに述べたように一九四三年二月の和光園開設に至る。奄美では、軍の意向により隔離が強化された。

軍の影響はこれだけではない。奄美大島で氏名も明かさず、録音もしないことを条件にお話をうかがうことができたひとりの女性は、軍による強制労働の被害者であった。一九一九年に奄美群島の徳之島で生まれた彼女は、一九四三年の暮れ、徳之島に陸軍飛行場を建設するための工事に強制的に動員された。当時、若い男性は兵士として召集されていたので、女性や高齢者、子どもが主要な労働力となった。彼女は飛行場の工事だけではなく、食糧増産や竹槍訓練もおこなわねばならず、毎日午前三時に起きて働いた。そのときの疲労がハンセン病発症の原因ではなかったかと彼女は推測する。戦後になり、一九四七年二月一五日、彼女は自ら出頭して和光園に隔離収容された。

当時の和光園は未完成で、職員も不足していた。そのため、彼女は園内の建設工事に強制的に動員された。アメリカ軍の占領下、風呂もなく、まともな治療も受けられず、強制労働の疲労のため、彼女の病状は悪化した。彼女の手にはほとんど指がない。「戦争による強制労働で発症し、隔離後は園内の強制労働で病状が悪化した」と、彼女はその手を見せながらつぶやいた。

沖縄戦と隔離

一方、沖縄では、沖縄戦に備えて大量の日本軍が沖縄に投入された際、やはり将兵への感染を予防するため、軍による患者隔離が徹底された。たとえば、沖縄本島今帰仁村《なきじんそん》天底国民学校に兵舎を設けた海軍第二七魚雷艇隊の日誌の一九四四年八月分には「癩患者ニ付テハ村当局ト折衝ノ上　速《すみやか》ニ隔離シ国立癩療養所へ収容スベク準備ヲ喚起セリ」と記され、古堅国民学校に駐屯していた陸軍輜重《しちよう》兵第二四連隊第五中隊の日誌には一九四四年九月九日・一〇日・一一日の三回、「癩患者輸送ノタメ、原隊ニ帰隊スベシ」と記述されている（吉川由紀「ハンセン病患者の沖縄戦」『季刊戦争責任研究』四〇号・四一号、二〇〇三年）。

一九四四年八月二日、軍による隔離の推進役であった陸軍軍医日戸《につと》修一が沖縄本島にあるハンセン病療養所国頭愛楽園《くにがみあいらくえん》を訪れている。日戸はかつて全生病院の医官も務めていた。日戸は入所者に講話し、「吾等《われら》祖国浄化の戦士たる事」を自覚させようとしている。日戸はその後も、同月二九日には入所者に対し「県内の状態の如何に逼迫《ひっぱく》せるか」を説き、三〇日には「県内の癩検診の状四百名収容」について講話し、入所者に大勢の患者を受容することへの心構えを説いた。そして、九月に入ると、軍による患者の隔離収容が本格化する。三日には三六名、四日には三九名、五日には三八名が隔離収容される。三日間で一一三名に達している（人事部「翼賛会日誌」〈沖縄愛楽園入園者自治会所蔵〉）。まさに、軍主導の隔離であった。一九四四年三月に愛楽園長となった早田皓《ひろし》は、患者隔離に沖縄県衛生課長は非協力であったが、軍は協力的であったと回想している（早田皓「戦時と敗戦直後の沖縄のらい」『レプラ』四二巻二号、一九七三年六月）。

軍による隔離は銃を突きつけてなされた。九月五日に愛楽園に収容された知花《ちばな》シゲ（一九二三年生）は、日戸修一軍医が隔離に訪れたときの恐怖を「兵隊の。恐かったよ。こんな銃も持ってよ。『逃げたらもう撃つよ』と言って」と証言している。患者に銃を向けて脅し、隔離したというのである。

銃の恐怖については、九月一一日に収容された男性（一九二六年生）も、次のように証言している。

トラックには衛生兵が乗っていて、すでに収容されている患者が四、五名いた。幌《ほろ》も何もないトラックで、衛生兵は運転台に乗って、荷台は全部患者だけ。すぐトラックに乗せられて強制収容されたんです。衛生兵たち、威張りくさってよ。アッター（衛生兵たちは）武器も持ってるから、もの言えないさ。あの当時、もの言ったら大変だから。殺されるよ（沖縄県ハンセン病証言集編集総務局編『沖縄県ハンセン病証言集』沖縄愛楽園編、二〇〇七年）。

事態は離島でも同じであった。宮古島《みやこ》でも、仲地ヒロ子（一九三二年生）は、「昭和十九年九月に突然小屋に兵隊がやって来て、『療養所に行け』と言うわけ。もう軍収容さ。私にも銃剣を向けてきた」と語る。さらに、与那国島《よなぐに》では、すでに一九四三年の段階で軍による隔離がおこなわれていた。田島正二（一九一八年生）は「兵隊が銃なんか持って来て、『療養所に行け』と、もう台湾に。怖かった。台湾の楽生院へ軍に連れて行かれた。命令だから、命令」と語っている（沖縄県ハンセン病証言集編集総務局編『沖縄県ハンセン病証言集』宮古南静園編、二〇〇七年）。与那国島は台湾が近い。そのため、軍により患者は台湾の楽生院に送られたのである。一九三七年当時、楽生院には日本人患者が二十数名収容されていたが、その八割は沖縄出身者であったという（小倉渓水『瀬戸のあけぼの』基督教文書伝道会、一九五九年）。

戦前、ハンセン病患者の隔離には警察官が動員されたことはよく知られているが、沖縄では軍による隔離が進められていた。これまで戦争が隔離を強化したと述べてきたが、沖縄ではそれがきわめて顕著に表された。軍は、将兵への感染を恐れていた。それゆえ、隔離に深く関与したのである。それでは、ハンセン病を発症した兵士は、軍隊内部でどのような処遇を受けたのか。戦地で発症した兵士は、他の将兵への感染防止のうえで、厳しい隔離を受けたであろうと予測される。戦場のハンセン病兵士はどのような処遇を受けたのか、次に述べよう。

戦場のハンセン病患者

徴兵された障害者

「軍隊保育」という語がある。一九四二年に陸軍省が作成した「軍隊保育要領」には、「軍隊保育」の目的は「合理的ニ健兵ヲ育成シ以テ戦力ノ充実昂揚《こうよう》ヲ図ル」こととされ、そのために「教育訓練ヲ合理化シ漸進《ぜんしん》的ニ心身ヲ鍛錬スルト共ニ休養及給養ヲシテ兵業ニ調和セシムル」ことが必要とされた。すなわち、「軍隊保育」とは、兵士に対し一律に厳しい訓練を課すのではなく、兵士個々の心身の状態を考慮した訓練をおこなうとともに適度な休養を与えることにより、疾病を防ぎ、漸進的に強い兵士をつくっていくという考え方である。「軍隊保育」が必要とされたという事実は、徴兵制のもとの陸軍に、訓練上の配慮を必要とする兵士も数多く含まれていたということを意味する。

一九二七年、「徴兵令」に替わり公布された「兵役法」にもとづく「兵役法施行令」第六八条では、徴兵検査の際、身長一・五メートル以上で「身体強健」と判定された者を、甲種もしくは乙種（さらに第一乙種、第二乙種、第三乙種に区別）合格として、現役兵として徴兵対象とする一方、「兵役ニ適セザル者」として、一八種の疾病・障害をあげている。そのなかには「癩」「盲」「聾」「唖」とともに「筋骨極メテ薄弱ナル者」「不治ノ精神病又ハ不治ノ神経系病」「胸腹部臓器ノ慢性疾患ニシテ一般栄養状態ニ妨ゲアルモノ」が含まれ、こうした病者・障害者は徴兵検査を受けたとしても、丁種とされ、事実上、徴兵対象から除外された。また、身長一・五メートル以上で身体状況が乙種に次ぐ者、身長一・四メートル以上一・五メートル未満で丁種に該当しない者は丙種と判定され、いちおう合格ではあるが、第二国民兵役に編入され、通常は徴兵されることはなかった。

さらに「兵役法施行令」第六九条では「全身畸形」「不治ノ精神病ニシテ監視又ハ保護ヲ要スルモノ」「癩」「両眼盲」「両耳全ク聾シタルモノ」「唖」「腕関節又ハ足関節以上ニテ一肢ヲ欠キタルモノ」を兵役免除すると記されている。戦時下の経済統制を推進した企画院で調査官を務めた美濃口時次郎《みのぐちときじろう》も「病人や廃疾者や白痴や精神患者などですでに肉体的に国防力または労働力として活動し得るだけの体質を具《そな》へてゐない者は勿論其《もちろんそ》の国社会の人的資源と見做《みな》すことは出来ない」と述べている（美濃口時次郎『人的資源論』八元社、一九四一年）。

しかし、実態は大きく異なっていた。一九三八年一月に千葉県市川市にある国府台《こうのだい》陸軍病院が精神障害兵士を収容する施設に改組されるが、これについて、かつて、陸軍軍医少佐として、同病院に勤務した浅井利勇は、陸軍省医務局長小泉親彦が「戦争の長期化に伴い、現役徴集人員の増加、多数の補充兵の召集により素質の低下を早くより見越し」ていたからであると回顧している（浅井利勇「精神薄弱者及び精神病質者対策」、諏訪敬三郎編『第二次大戦における精神神経学的経験―国府台陸軍病院史を中心として―』国立国府台病院、一九六六年）。

もちろん、それまでにも、入営後に知的障害や精神障害が発覚する場合はあった。こうした兵士は、しばしば脱走などの軍規違反を犯すことがあり、それゆえ陸軍懲治隊、陸軍教化隊に送致され、懲罰の対象となった。しかし、アジア・太平洋戦争期、そうした兵士が増加するなかで、陸軍は新たな対応をせざるを得なくなる。清水寛は国府台病院に残された兵士たちの膨大な「病床日記」を分析し、アジア・太平洋戦争が激化するなかで知的障害・精神障害の兵士が増加していく事実を実証するとともに、そうした兵士を「保護兵」（ほかに「保育兵」「鍛錬兵」「特別訓練兵」「増健兵」などの呼称がある）として特別な訓練や任務を課し、さらに知的障害兵士だけを集めた部隊編成の計画もあった事実を明らかにしている（清水寛編著『日本帝国陸軍と精神障害兵士』不二出版、二〇〇六年）。

徴兵されなかったハンセン病患者

これに対して、ハンセン病患者は原則として徴兵されることはなかった。一八八四年一〇月一〇日に発布された「陸軍医官徴兵検査規則」にあげられた「終身兵役ニ堪ユ可《べか》ラサル疾病畸形」八四例のなかに「癩」は含まれていなかったが（陸軍省総務局「大日記」明治十七年十月〈防衛省防衛研究所所蔵〉）、一九〇七年に法律「癩予防ニ関スル件」が公布され、一九〇九年からハンセン病患者の隔離が開始されると、一九一〇年五月一二日、内務次官一木《いちき》喜徳郎《きとくろう》は陸軍次官石村新六に対し、療養所に隔離されたハンセン病患者については「徴兵署ニ出頭セサルモ当該療養所医員ノ診断書若《もしく》ハ他ノ便法《べんぽう》ニ依リテ徴兵上ノ終決処分ヲ与ヘラレ度《たし》」と求めている。石村は、これを受けて、東京府知事に対し、隔離された患者については一木の求める処遇とすること、隔離されていない患者については、徴兵検査を受けたうえで、徴兵医官の検査を経て「徴兵上ノ終決処分」を与えるものとするという判断を示してい

る（陸軍省「壱大日記」明治四三年六月〈防衛省防衛研究所所蔵〉）。

その後、一九二〇年四月一日から施行された「徴兵検査規則」は、徴兵検査で丁種とされ、事実上の不合格となる「疾病変常」のなかに「癩」を明記し（陸軍省「永存書類」大正九年甲輯第五類第二冊〈防衛省防衛研究所所蔵〉）、そして、すでに述べたように、一九二七年の兵役法施行令は、「兵役ニ適セザル者」としてあげた一八種の疾病・障害のなかに「癩」を明記、事実上、兵役を免除した。このように、ハンセン病患者は隔離された者はもちろん、未隔離の患者も徴兵は免除されていたのである。日中戦争勃発《ぼっぱつ》から一年を経過した頃、全生《ぜんしょう》病院長林芳信は「癩の為めに応召し得ざるもの或は兵役免除となり聖戦に参加し得ざる人々の相当に有ることは実に遺憾《いかん》に堪えない」と慨嘆していた（林芳信「健康日本建設の為めに」『日本MTL』八九号、一九三八年八月）。

しかし、その一方で、戦地でハンセン病を発症する兵士や軍属は数多くいた。過酷な自然環境や戦闘による疲労、栄養障害などが発症の誘因となった。日中戦争に動員されたある兵士は、中国に上陸以来、重装備で昼夜兼行の行軍を続け、食糧が不足し、炎天下に水も乏しくなり、遂に意識を失った。意識を回復した後も体調は悪く、行軍もできなくなり、軍医の診察を受けたら、早速帰還を命じられ、ある療養所に隔離収容されたと告白してい

る（杢部仁「癩と支那」『日本MTL』九七号、一九三九年四月）。

日本送還まで、そうした兵士は、戦地で隔離され続けた。その記憶を語る元兵士はきわめて限られている。「辛い過去を思い起こすから話したくない」と、証言を拒む方もいる。

草津の墓碑銘

そうしたなか、はじめて自らの戦場での隔離体験を克明に叙述したのは、海軍の軍属であった河東三郎《かとうさぶろう》である。河東は、一九六七年に、戦地での隔離体験を綴った『草津の墓碑銘―ある軍属の物語―』を刊行（新読書社）、さらに一九八九年三月、それに加筆・訂正した『ある軍属の物語―草津の墓碑銘―』（思想の科学社）を刊行している（一九九二年、日本図書センターより『戦争と平和』市民の記録」の一冊としても刊行）。そこに記されているのは、想像を絶した戦地での隔離の実態である。

一九一〇年、秋田県の農家に生まれた河東は、海軍に徴用され、一九四三年八月、軍属としてマレーのカールニコバル島に上陸した。以後、滑走路の建設工事に従事するが、シンガポールに移った一九四五年七月二〇日、ハンセン病と疑われ海軍施設部医務局に入室させられた。敗戦の約一か月前のことである。そして、敗戦後の九月五日、シンガポールの海軍病院に送られる。河東が入室したのは個室であった。便所へ行くことも、洗面所へ行くことも禁じられた。隔離が始まったのである。

一〇月一〇日、河東は連合国軍の命令でマレー半島のバトパハという町に集結を命じられる。移動のため乗った五〇人乗りくらいの船のなかでは、河東は三尺四方の木の檻に入れられ、上から布をかぶせられた。バトパハでは、ほかの病棟から遠く離れたゴム林のなかに造られた隔離病棟に収容され、病室の窓には厳重な金網が張りめぐらされていた。隣の部屋は遺体安置室であった。しかし、そうした環境のなかで、病院長から魚釣りの許可を得たり、看護婦長から京人形を貰ったりするが、それは視察に来たイギリスの女性軍医が、院長に「レプラは隔離するほどの病気でない。治る病気です。この患者を一人、こんなところにおくのはかわいそうだ」と言ったからだった。レプラとはハンセン病のことである。

一九四六年五月一九日、河東はようやくシンガポールから病院船で帰国の途に着く。しかし、河東が入れられた船室には外から鍵がかけられ、一週間分の食料と水、それに大小便をするための石油の空き缶を与えられただけであった。そして翌日には油で汚れた機関部の物置に移された。

カウラ捕虜収容所

『草津の墓碑銘』に記された過酷な体験は河東三郎のみのものではない。ききとりを進めるなかで、同様の体験をした元兵士たちのうちの数名が口を開いてくれた。

一九二一年、愛知県に生まれた立花誠一郎は、徴兵検査に甲種合格し、一九四二年三月、静岡県浜松の陸軍航空隊に通信兵として入隊、「満州」に派遣される。その後、一九四三年八月、ニューギニアに転戦、一九四四年四月一三日、連合軍の捕虜となった。七月、立花はオーストラリアのニューサウスウェールズ州にあるカウラ捕虜収容所に送られた。そこは、日本人だけではなくイタリア人捕虜も収容されている大規模な施設であった。

立花がハンセン病を発症したのはカウラに収容されて間もなくである。皮膚病に罹《かか》っていた立花は収容所の日本人捕虜用の診療所の一般病棟に入っていたが、そこでハンセン病と診断された。すると、オーストラリア軍の衛生兵から「あなたは今日からはこの病棟に入らないでくれ」と言われ、その日から鉄条網のそばの天幕に移された。そして、八月五日午前一時五〇分、カウラ事件に遭遇する。

カウラ事件とは、収容されていた日本人捕虜一一〇四名が集団脱走を図り、二三四名が死亡した事件である。「生きて虜囚《りょしゅう》の辱めを受けず」と教育された捕虜たちが、死を覚悟で脱走しようとしたのであった。立花は、この事件を天幕のなかで知った。かつて、立花は、岡山県歴史教育者協議会の調査に対し、そのときの体験を次のように語っている。

八月五日の夜、ラッパが鳴った。いつもの聞き慣れたイタリア人の食事ラッパではない。それは耳慣れた日本軍の突撃ラッパだった。天幕を出てみると、蜂の巣をつついたように、日本人捕虜が走って出るところだった。その一部はグランドを横切って、私の目の前の柵を目がけて来たのだ。重機関銃による射撃のなか、その人びとは有刺鉄線の柵に毛布をかけ、手には毛布で作った野球のグローブをはめて柵を超えようとした（橘誠一郎「隔離病舎から見たカウラ事件」永瀬隆・吉田晶編『カウラ日本兵捕虜収容所』青木書店、一九八九年）。

立花の目の前で多くの捕虜が銃撃で倒れていった。立花はその状況を見て、自分も出て行くことに「ちょっと決心が付かなかった」という。この事件で生じた大勢の負傷者は日本人用の診療所で治療を受けていたが、そこでは設備が不十分だとして、みな設備のよいイタリア人用の診療所に天幕を張って移され、その際、立花も移された。そこで、立花はハンセン病の専門医の診察を受け、正式にハンセン病と宣告された。

その後、再び、日本人用の診療所の天幕に移されたが、今度は病棟と病棟の間に張られた天幕であった。それは、立花が「今までは鉄条網のそばで、何の話し相手もないし、毎日寂しいし、それで風呂も入っていないし、だから病棟と病棟の間にベッドを作ってくれませんか」と要求したからで、風呂には洗濯用のドラム缶を使わせてくれた。立花の話を聞く限り、カウラ収容所の待遇は悪くはなかった。隔離と言っても、それほど厳密なものではなかった。

特殊伝染病

立花が帰国の途に就いたのは一九四六年三月一日であった。シドニーから日本の船に乗る。しかし、船内の待遇はカウラ収容所の比ではなかった。石炭を積んだ船底の一角に押し込められた。立花は、そのときの状況を次のように語ってくれた。

オーストラリアの牛乳はとてもおいしいんですわ。牧場なんかがありましたなあ。あんなところで直接飲むような、あんな牛乳でね。においもいいし、味もいいし、全然違いますわねえ。そんなふうなのを飲んでたところが、いちばんどん底の石炭といっしょで。朝ご飯は小さな乾《かん》パンありますなあ、穴のちょっと開いた小さな、あれが三つですわ。三つで缶詰の缶に塩汁一杯です。それでそれが朝ご飯です。ウワー、これはひどいなと思いまして、それでもう私だけでなく、他の人たちもこうだろうと思っていたんですが、それで昼ごはんは、麦でつくった握り飯一個です。小さなみかん缶詰の缶缶に、空き缶に塩汁一杯です。夜も同じ。

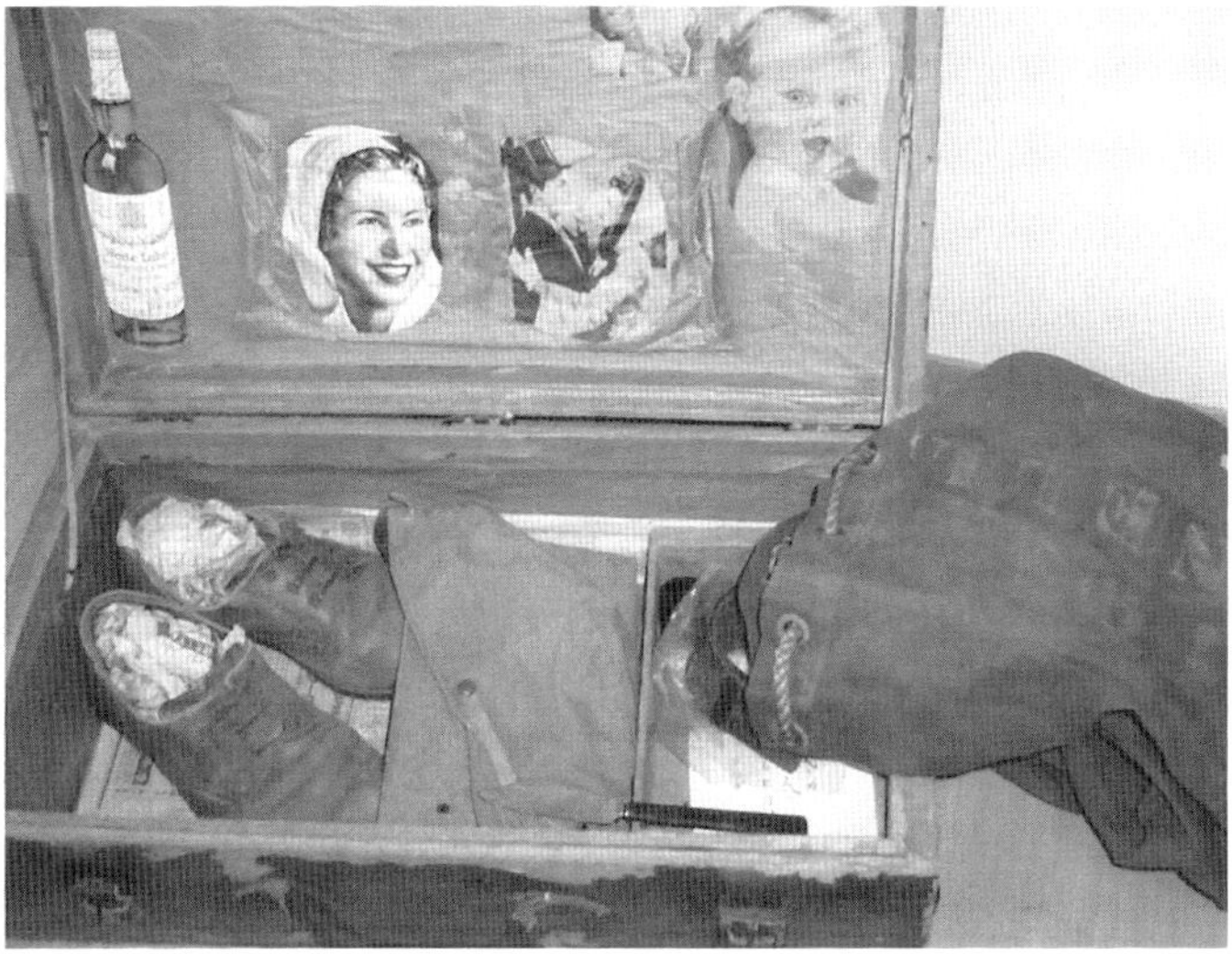

図３　立花誠一郎氏がカウラ捕虜収容所から持ち帰った手製のトランク（立花誠一郎氏所蔵）

便所にも行かせてもらえず、石炭の間で大小便をさせられたという。船底に下りる階段のそばには「特殊伝染病につき立ち入りを禁ず」と書いた紙が貼ってあった。

船がラバウルに着き、大勢の帰還兵が乗船してきた。船内が狭くなり、立花は甲板に移動させられる。しかし、彼が移されたのはロープ小屋であった。小屋の前にも縄が張られ「立ち入り禁止」と書かれた。立花が船底から甲板のロープ小屋に移るときも、彼が歩いた跡はずっと消毒された。ロープ小屋は雨が降ると雨漏りがひどく、立花は裸になってあぐらをかき、尻の下に脱いだ衣服を敷いて服が濡れるのを防いだという。

このような船内の厳しい隔離を経て、四月一日、船は神奈川県の浦賀《うらが》港に着く。しかし、立花を待っていたのはさらなる隔離であった。立花はいちばん最後に船から降りることを許され、トラックに乗せられ旧横須賀海軍病院に入院させられた。看護婦室の隣に隔離病室がつくられ、用便は部屋のなかで便器を使用するように言われた。看護婦が室内に入る際は靴の上から下駄を履き、食事の片づけにも来なかった。その部屋で三日間過ごした後、立花は「転属」を告げられる。バスに乗せられ、看護婦がひとりだけ同乗した。立花は「これはどこまで行くんですか」と尋ねるが、看護婦は「いいところですよ」と言うだけであった。その日の夕刻、バスは静岡県の駿河療養所に到着する。駿河療養所は、ハンセン病を発症した傷痍《しょうい》軍人を隔離するために設置された施設であった。こうして立花の今に至る長い療養所での隔離生活が始まったのである。

草原の隔離

捕虜体験という点では政石蒙《まさいしもう》も同様である。一九二三年、愛媛県に生まれた政石は、一九四三年、徴兵検査を受け第一乙種で合格、一九四四年二月に香川県の善通寺《ぜんつうじ》で入隊、「満州」の虎林《こりん》に派遣された。すでにこの時点で、政石はハンセン病の発症を自覚していた。政石の母がハンセン病で長島愛生園《ながしまあいせいえん》に隔離され、政石も徴兵検査のとき、すでに手に斑紋《はんもん》が現れていた。政石は、それを隠して徴兵検査を受け、入隊したのである。「兵隊に行って死んだら靖国《やすくに》神社に入るからね。そればっかり願っていた。自殺するよりか、その方がずっといいと思った。戦場を自殺代わりに」、政石は当時の気持ちを語ってくれた。

戦地に行ってから病気はしだいに進行した。一九四四年一一月にリンパ腺が腫《は》れて政石は虎林の陸軍病院に入院する。そこでは、ペラグラ様皮膚炎と診断された。そのまま政石は入院生活を続けるが、その間に所属連隊が本土防衛のため引き揚げていた。一九四五年四月、腫れが引いて退院したとき、政石は六〇人くらいの兵とともに取り残された。そこで、東安の部隊に転属となり、間もなく六月、延び延びになっていた下士官候補者教育のため、「関東州」の旅順《りょじゅん》にある幹部教育隊に派遣され、そこで侵攻してきたソ連軍の捕虜となった。

日本に帰れるかもしれないという期待もむなしく政石はモンゴルのウランバートルに抑留され、森林伐採の労働に使役され、そこでハンセン病の症状が悪化した。結果、政石は捕虜収容所の病院に入院することになる。最初はいちばん奥の部屋に隔離され、半月くらい経ってから草原のなかにある小屋に移された。隣りの小屋は屍体置き場兼解剖室で、毎

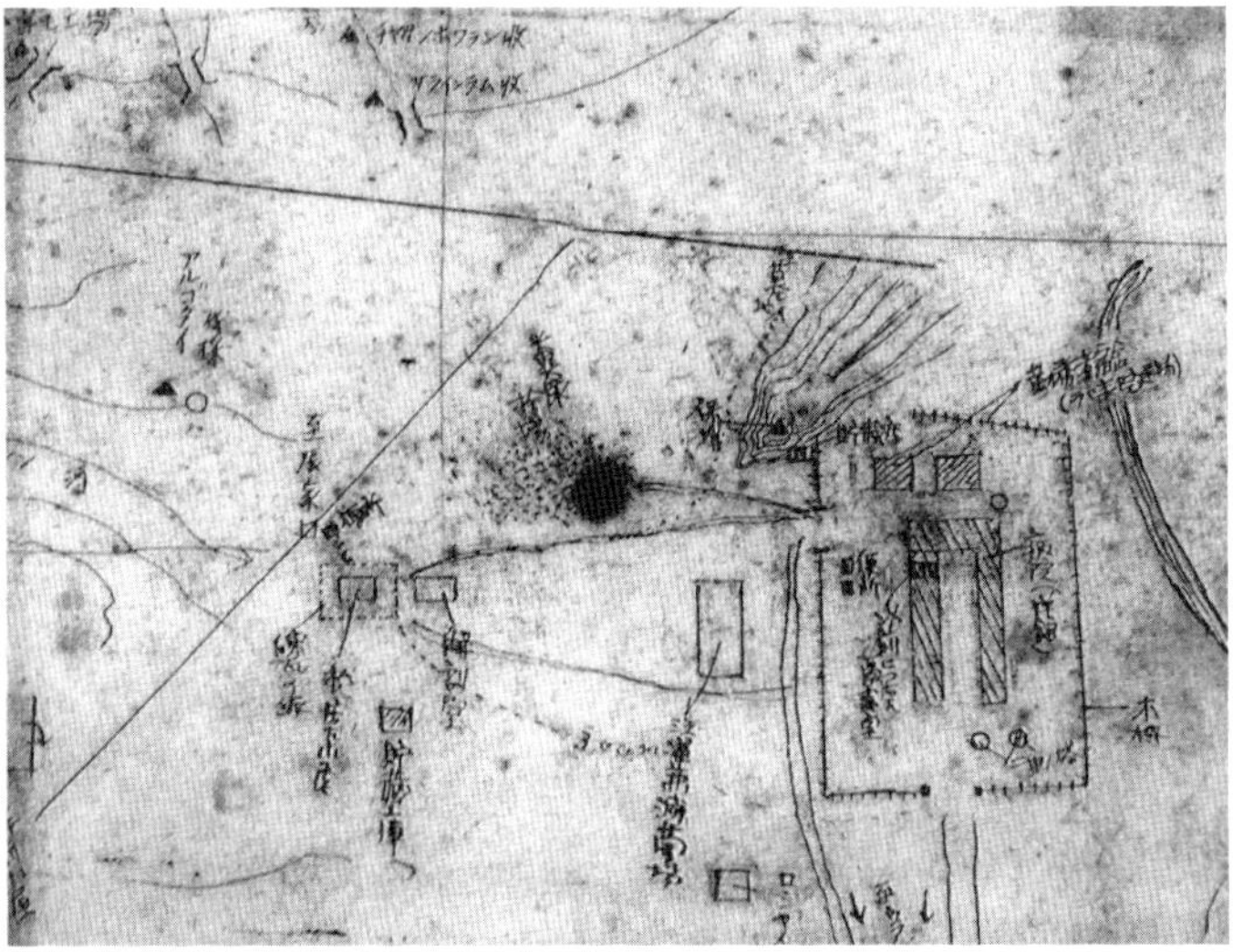

図４　政石蒙氏直筆のウランバートル捕虜収容所の地図（解剖室の隣に「私が居た処」と記されている．政石蒙氏所蔵）

日、遺体が運ばれてきていた。部屋にはすでに同じハンセン病の患者がひとり入室していた。

「満州国軍」の軍医候補生のとき敗戦を迎え、ウランバートルに抑留され、当時、捕虜収容所の病院に勤務していた山邊慎吾は、政石ともうひとりの患者について「この二人の患者は原っぱの中の一軒家で静かな毎日を送っていた。上半身裸になって日光浴をしている姿を時々望見できたが、二人の話題は何だったのであろうか」と回想している（山邊慎吾『ウランバートル捕虜収容病院』草思社、一九九一年）。

しかし、もうひとりの患者は重症で間もなく亡くなる。政石は病友の死を看取った後は、解剖室の隣室でひとり暮らしを続けた。小屋は銃を持ったモンゴル兵に見張られ、夜は外から鍵がかけられた。

閉じられた国境

一九四六年一〇月、急に復員が決まる。日本の元軍医たちは、政石の病気を隠して、他の捕虜といっしょに日本に連れ帰ろうと考えた。政石は頭から毛布を被り他の捕虜中に混じりトラックに乗った。六〇台の車列がソ連との国境の町スフバートルに着き、いよいよ国境を越えることになる。そのとき、モンゴル軍の将校が「レプラ、レプラ」と叫んでやってきて、政石はひとりトラックから降ろされた。モンゴルはハンセン病患者の帰国を許可しなかったのである。政石は、帰国の途に着く戦友たちを見送りながら、スフバートルに取り残され、この町の病院に隔離収容された。政石は、この病院での暮らしを次のように記録している。

またも隔離されて三日になる。殺風景な部屋だ。南東に向いた窓の目貼りが少しめくれて、拭き入る隙間風に震え土虫の様な音を立てる。私が此の部屋に入れられてからの三日間、何時も灰色の雲が低く風が冷たそうだ。乾いた庭土がくるくると砂塵を巻いて吹かれて行くのが寒そげである。庭を廻る柵の外から枯れ々々の草原が続き、スフェバートルの街がごたごたと裏側を見せている。起きていても何をする当もない私は夜も昼も臥せりつきりだ。毛布から首だけ出して郊外の風景を眺めて暮らす。駱駝《らくだ》が丸太を背に積まれ数珠《じゆず》つなぎにされて枯野をよぎつて行くことがあり、よく澄んだ鈴の音が微かに聴え、尾を引く鳴き声が哀愁を漂わせ私を孤独にすることもある。そんなとき、れぷらは悲しいものだと手離しで泣きたくなつて来る（政石蒙「国境」『讃岐文学』四九号、一九九六年）。

帰国できるという希望を奪われ、異郷の病院にひとり取り残された政石の孤独感、絶望感があふれる文章である。しかし、政石はそれから一〇日ほどで再び帰国の機会を得た。桐野という元軍医が政石を精神障害者だと偽ってモンゴル人の院長を欺き、帰国を許可させたのである。しかし、国境まで来ると、スフバートルの病院からハンセン病患者がいなくなったというので、モンゴルの軍医が追ってきて、桐野元軍医とソ連の軍医とモンゴルの軍医の三者立会いのもとで政石は裸にされて診察された。その結果、ソ連の軍医が「軽症だからなるべく他との接触を避けるようにして連れて帰りなさい」と、政石の扱いを桐野元軍医に一任してくれた。そのため、今度は無事、国境を通りぬけ、ソ連領に入ることができた。

こうして、政石は貨車でチタからナホトカに向かう。貨車のなかでは隅に座ったが、学生時代に長島愛生園を訪れたことがあるという桐野は、政石についてハンセン病の疑いがあるが、まだはっきりしたわけではないから、同じ貨車でも心配ないと説明したという。そのため、ナホトカから函館に向かう船中でも、他の病兵と同じ部屋であった。

函館に着いた政石は日魯漁業の旧宿舎に入り、何年ぶりかの入浴をしたが、風呂も他のものといっしょだった。二晩ほど政石は函館にいて、その後、故郷の愛媛に帰った。一九四六年の末であった。しかし、故郷の実家はハンセン病を発症していた政石にとって居心地のいい場所ではなかった。実家では小さい部屋に隔離され、結局、一九四七年七月二二日、政石は香川県の大島青松園《おおしませいしょうえん》に隔離収容された。

月夜のクローバー

捕虜体験のなかで隔離を経験した立花や政石に対し、石上耕太郎は中国の野戦病院での隔離を経験した。一九一八年に生まれた石上は、徴兵検査に第一乙種で合格し、一九三九年七月に朝鮮の龍山《りゅうざん》で入隊、一一月に中国の西安の近く陽成に派遣された。石上の体調に異変が生じたのは一九四一年の一月頃であった。顔や腰が痛み出し、関節が痛くて歩哨《ほしょう》に立っていられなくなる。軍医は脚気《かっけ》と診断し、民家を接収した野戦病院に入院させられた。しかし、足をたたくと上がるので、脚気ではないことがわかる。その後、一〇か所ほどの野戦病院を点々としながら、後方に送られ、いくつ目かの野戦病院で隔離されるようになり、窓のないひとりの部屋に入れられ、食事は中国人の使役が運ぶようになった。そして天津《てんしん》の陸軍病院で軍医から「君、レプラだよ」との宣告を受ける。そこでは、大風子油《たいふうしゆ》のカプセルを飲まされたが、胃の働きが止まって食欲がなくなって困ったという。症状はまったく改善されなかった。

四月初め、石上は日本に送還される。天津から港に車で運ばれ、千歳丸という病院船に乗せられた。船中の処遇について、石上は「病院船が差別したんでしょうねえ。私だけたったひとりねえ、船底のいちばん後ろのスクリューのあるところね、くらーいところに入れるんですよ。倉庫なんですよ、あれは。天幕だのロープだのねえ、もう荷物といっしょ。そこへひとり入れられちゃってねえ。グラグラグラーと揺れるんですよ、波の高いときは。艫の尻が上がるから。やかましいことで眠れんですよ」と回想する。

石上を乗せた千歳丸は広島の宇品《うじな》港に到着する。岸壁では国防婦人会の女性たちが待っていて戦傷兵士をねぎらっている。石上は最後に下船を許され、そのまま広島の陸軍病院につくられたバラック建ての特別病棟のいちばん隅の部屋に入れられた。そこには石上を含めて四人のハンセン病患者の兵士が収容された。そこでの差別もひどかった。石上が酒《しゅ》保《ほ》（売店）で買い物をしても札を受け取ってもらえなかった。硬貨を出すと、それをクレゾールの液に漬け消毒されたという。風呂にも入れてもらえず、「風呂に入りたい」と頼んだら、軍医から「お前たちを入れる風呂はないんだよ」と突っぱねられた。

四月の終り頃、石上は宇都宮の陸軍病院に転送される。石上が所属する部隊が宇都宮の師団に編成替えになったからである。広島から宇都宮まで汽車で移動する。石上が乗った車両には「伝染病患者が乗車しているから一般の者は入るべからず」と貼り紙された。車両には三人の衛生兵が同乗し、石上を監視した。

石上は宇都宮陸軍病院に七月一五日まで入院する。そこでも、石上は部屋から出ることを禁じられ、洗面器の水一杯で洗顔も洗濯もこなさなければならなかった。石上は部屋から出てみたいという気持ちを抑えきれず、ある夜、窓を開けてこっそりと庭に出てみた。そこにはクローバーが茂っていて、夜露を含んで濡れていた。石上はその上に裸足《はだし》で座ってみた。「しばらくしてふっと見たらば、お月さんが煌々《こうこう》と照っているんですよ。いやー、懐かしい気持ちがいいですよね。なんとも言えなかったですね。うれしくて」と、石上はそのときの感動を今も忘れていない。隔離のなかで、誰にも監視されずに味わった土と草の感触、そして久しぶりに見た月の明るさ、石上は忘れていた自然の美しさを思い起こしていた。

そして、七月一三日、石上は多磨全生園《たまぜんしょうえん》への転送を告げられ、一五日に出発する。担架に乗せられ、顔にはマスクをさせられ、手には軍手がはかされた。さらに手と足と胸にバンドを掛けられ動けない状態にさせられ、そのまま宇都宮駅まで運ばれた。そして、広島から宇都宮に運ばれたのと同じように、三人の衛生兵が同乗し、赤羽《あかばね》の駅で多磨全生園の職員に引き渡された。そして、この日、すなわち一九四一年七月一五日、石上は全生園入所をもって「永久兵役免除」の通知を受けた。

黒い腕章

政石と同じく善通寺で入隊したひとりの兵士も、中国でハンセン病を発症していた。彼は一九一八年に生まれ、一九三八年、徴兵検査を受け甲種合格、善通寺で入隊した後、一九四〇年に中国の武昌《ぶしょう》に派遣された。以後、武昌周辺で工兵として、線路破壊や電話線切断への警戒など、いろいろな任務に就くのであるが、一九四一年のある日、左のすねに直径三㌢ほどの痛みを感じない部分があることに気がつく。それを戦友に話したところ、「それは癩の始まりじゃないか」と言われ、軍医の診察を受けることになった。その軍医は師団司令部に連絡し、彼は師団司令部の軍医の診察を受けた。その結果、軍医は「君は今晩からここの別室でひとりで寝なさい。他の戦友がおる共同部屋へ帰ったらいかん」と言われ、野戦病院の個室に入れられた。彼は、そこで隔離を体験する。「看護婦も医者もみな態度が変わったですね。もう食事を持って来ても、入り口に置くようにして」、はじめての体験をそのように回想している。

そこから彼は一週間もしないうちに、武昌の陸軍病院に送られる。そこは武漢《ぶかん》大学の病院を転用したもので、敷地も広かった。トラックにただひとり乗せられ転送された。そこでも、ひとりの部屋に入れられ、看護婦はドアを少しだけ開け、外に食事を置いてさっと帰った。そこには二〇日間ほどいたが、部屋から出ることも禁じられた。彼は「もしかしたらほんとうに癩だろうか」と思うようになった。

その後、武昌から南京《ナンキン》まで移されることになり、長江を船で下った。その際も、最後に乗船させられ、船底から出ることを禁じられた。腕には黒い腕章が巻かれた。途中で上海の陸軍病院に入院することに変更となるが、上海でも、下船はいちばん最後であった。

上海の陸軍病院でも、処遇はこれまでと変わらなかった。洗面器一杯の水で頭も顔も体も洗わなければならなかった。一度だけ消灯後、窓から飛び降りて水道の蛇口を開け、頭から水を浴びたという。

彼が発症して病院を転々としている間に対米英戦争が勃発していた。一九四二年七月、上海から広島に送還される船中でも彼は黒い腕章を付けられた。

広島陸軍病院では四人部屋であった。同室の病友はみなハンセン病であった。他の病室には蓄音機やピンポン台などの娯楽施設があるのに、彼らの部屋には何もない。いちばんの古参であった彼は部屋のリーダーとなって軍医と交渉し、蓄音機やピンポン台を部屋に備えさせた。軍医からは、どこの療養所に入りたいかと言われ、四人で相談してある療養所を選び、一九四三年四月、そこに入所した。

彼は搬送の際、腕に黒い腕章を巻かれたと語っている。それがハンセン病患者であることの象徴であったのか。中国・九江《きゅうこう》の野戦病院でハンセン病と診断された別の元兵士も同様の経験をしている。しかし、それは黒い腕章ではなく、黒丸の荷札であった。

黒丸の荷札

一九二〇年に生まれたこの兵士は、一九三九年、徴兵検査で第一乙種として合格、一九四二年三月末、歩兵として中国の漢口《かんこう》・武昌に派遣された。体調に異常を感じたのは一九四四年一月頃で、野戦病院で最初は梅毒と診断された。しかし、検査の結果、梅毒の反応は見られず、長江を下って九江の陸軍病院に送られる。そこに入院して四日目か五日目に伝染病棟の先の窓に鉄格子のある病室に移された。明らかに隔離であった。もうひとり、ハンセン病の症状が顕わになった兵士と同室であった。

その病室に五日か六日過ごし、さらにふたりは長江を下って南京の陸軍病院に転送される。ふたりは裏門から入らされた。そこでもふたりだけの部屋に入室させられ、そこではじめて彼は大風子油の丸薬を与えられる。それで、ようやく自分の病名を知った。そして、南京から天津へ、天津から「満州」の奉天《ほうてん》（現・瀋陽《しんよう》）へと転送されるのであるが、天津から奉天に移される際、帽子に黒丸が書かれた荷札を付けられた。移動のとき、「おい、黒丸さん、こっち、こっち」と呼ばれたという。

その後、彼は、さらに奉天から釜山《プサン》に移され、釜山から病院船で博多に送られた。船中では、ハンセン病患者だけが同じ船室に収容された。博多に着いたのは五月頃、そして広島の陸軍病院に送られ、七月二一日頃、あるハンセン病療養所に隔離された。

黒い腕章、黒丸の荷札、それがハンセン病患者であることを意味するという確証はない。しかし、彼が「黒丸さん」と呼ばれていたという事実は、明らかに黒丸の荷札が他の傷病兵と区別する徴《しるし》であったことは間違いない。

彼の話のなかで、もうひとつ注目されるのは、日本への送還ルートである。石上が天津から広島に、武昌で発症した兵士が南京から上海を経て広島に送還されているのに対し、九江でハンセン病と診断された彼は南京から天津を経て奉天に送られ、釜山から博多経由で広島に帰されている。この違いは、前二者の送還が一九四一年、一九四二年であったのに対し、彼の送還が一九四四年であったことが関係しているだろう。戦局の悪化が、送還コースを変えざるを得なくさせたと考えられる。しかし、なぜ、南京からわざわざ奉天にまで転送されたのか。

奉天陸軍病院

奉天陸軍病院に送致されたハンセン病の兵士は彼だけではない。ききとりに応じてくださった一九二二年生まれで一九四三年に徴兵検査に合格、すぐに「満州」の虎林に派遣された兵士も同様であった。この兵士は一九四五年に入ってから全部の指に水疱《すいほう》ができ、虎林の陸軍病院に入院し、ハンセン病と診断されている。彼はそこから奉天陸軍病院に送られ、釜山を経て下関に着き、広島陸軍病院に入院、四月二五日にあるハンセン病療養所に隔離収容された。彼は「奉天はねえ、輸送される人数を集めるじゃないですか、本病だけ。それが奉天かどこか、たくさん人数がいたのかな。たくさんもいないけれどもまとめて集められたんじゃない?」と語る。すなわち、ハンセン病を発症した兵士をあえて奉天に集めたのではないかというのである。

さらにもうひとり、同様の経験をしている元兵士がいる。彼は一九一七年に生まれ、一九三七年に志願兵として入隊し、「満州」の牡丹江《ぼたんこう》、さらに中国本土の山西省《さんせい》の運城《うんじょう》へと転戦した。彼は一九四一年頃から背中に斑紋が現れていた。その後、病状は進み、一九四四年六月頃、部隊がベトナムに向かうというとき、軍刀や馬の手綱を持ったり、ボタンをはめることもできなくなっていた。「これじゃあ、もう体が持たない」と思い、運城陸軍病院で診察を受け、ハンセン病と診断され、「レプラ」という札を付けられ太源の陸軍病院へ転送され、隔離された。その後、彼も北京を経て奉天に転送される。奉天陸軍病院では三人部屋で、あとのふたりもハンセン病であった。「奉天は満州のあっちこっちから癩患者が送られてきた」と語り、「部屋から出ちゃ悪いんだから。出さない、出れないんだから。普通のみんなといっしょのトイレなんか使えないんだから」と、奉天陸軍病院での隔離の厳しさを指摘している。

やがて、彼は日本への送還のため釜山に転送されることになるが、搬送のバスには一六人のハンセン病の兵士が乗せられたという。そして、釜山から船で博多に向かうが、一六人は一室に集められ、便所も他の兵士とは区別された。その後は、博多から広島陸軍病院に送られ、一九四四年一二月、あるハンセン病療養所に隔離収容される。この元兵士の話からも奉天陸軍病院には意図的にハンセン病の兵士が集められたのではないかとの推測が生じる。

なぜならば、当時、病名によりある程度、送致する陸軍病院が区別されていたからである。北支那方面軍においては、性病患者は太原《たいげん》・済南《さいなん》・保定《ほてい》・大同《だいどう》の各陸軍病院に送り、さらに日本に送還して治療の必要な性病患者は天津陸軍病院に集め、マラリア・カラザール（サシチョウバエが媒介する熱帯の感染症）・栄養失調症の患者は北京陸軍病院に、急性感染症患者は北京陸軍病院天壇分院に、それぞれ収容していたからである（一九四〇年二月一四日「軍医部長会議席上、北支那軍医部長報告」陸上自衛隊衛生学校編刊『大東亜戦争陸軍衛生史』一巻、一九七一年所収）。ハンセン病患者についても、奉天陸軍病院に集中させるという方針があったことは十分に考えられる。一九四一年八月に奉天陸軍病院に派遣された日本赤十字社第二七八救護班の看護婦は、最初は内科病棟の勤務であったが、その後、「急伝、慢伝病棟」に勤務している。「急伝」とは急性伝染病、「慢伝」とは慢性伝染病のことである。同救護班の記録を見る限り、「慢伝」病棟に収容された将兵の大部分は結核患者であったが（「第二七八救護班業務総報告書」〈日本赤十字社本社所蔵〉）、ここにハンセン病患者も収容されたのであろう。

また、わたくしは、奉天陸軍病院に転送された三人の元兵士たちに、「満州国」の国立ハンセン病療養所である同康院について尋ねてみた。同康院に入院させるというような話はなかったのかという問いに、三人は異口同音に、同康院の名前も存在も知らなかったと答えた、同康院への入院という話はなかったという。

傷痍軍人認定

ところで、このような戦地でハンセン病を発症した兵士は、当初、傷《しょう》痍《い》軍人として認められず、恩給の対象から外されていた。傷痍軍人とは、戦争など軍隊の公務に起因する傷病を受けた軍人であるが、ハンセン病は感染から発症までが長期にわたり、軍隊に入隊する時点ですでに感染していたこともありうるため、「軍隊に於ては癩の発症は軍公務に関係なきもの」と判断されていたのである（宮崎松記「戦争と癩」『檜影』新春号、一九四八年五月）。これに対し、九州療養所長（一九四一年より菊池恵楓園長）の宮崎松記は、ハンセン病発症兵士も傷痍軍人と認めるべきだと主張していた。宮崎は一九三八年五月、官公立癩療養所長会議の場に「陸海軍現役服務中又は戦時応召中の癩発症に関する調査」を提出して「癩発症の軍務起因性」について説明し、すでに傷痍軍人恩給の対象となっている結核同様、ハンセン病も対象とするべきだと主張したが、このときは「突飛の説」のように思われ、一部の所長からは冷笑された。

しかし、一九三九年五月の同会議においては、陸軍省・海軍省・内閣恩給局・軍事保護

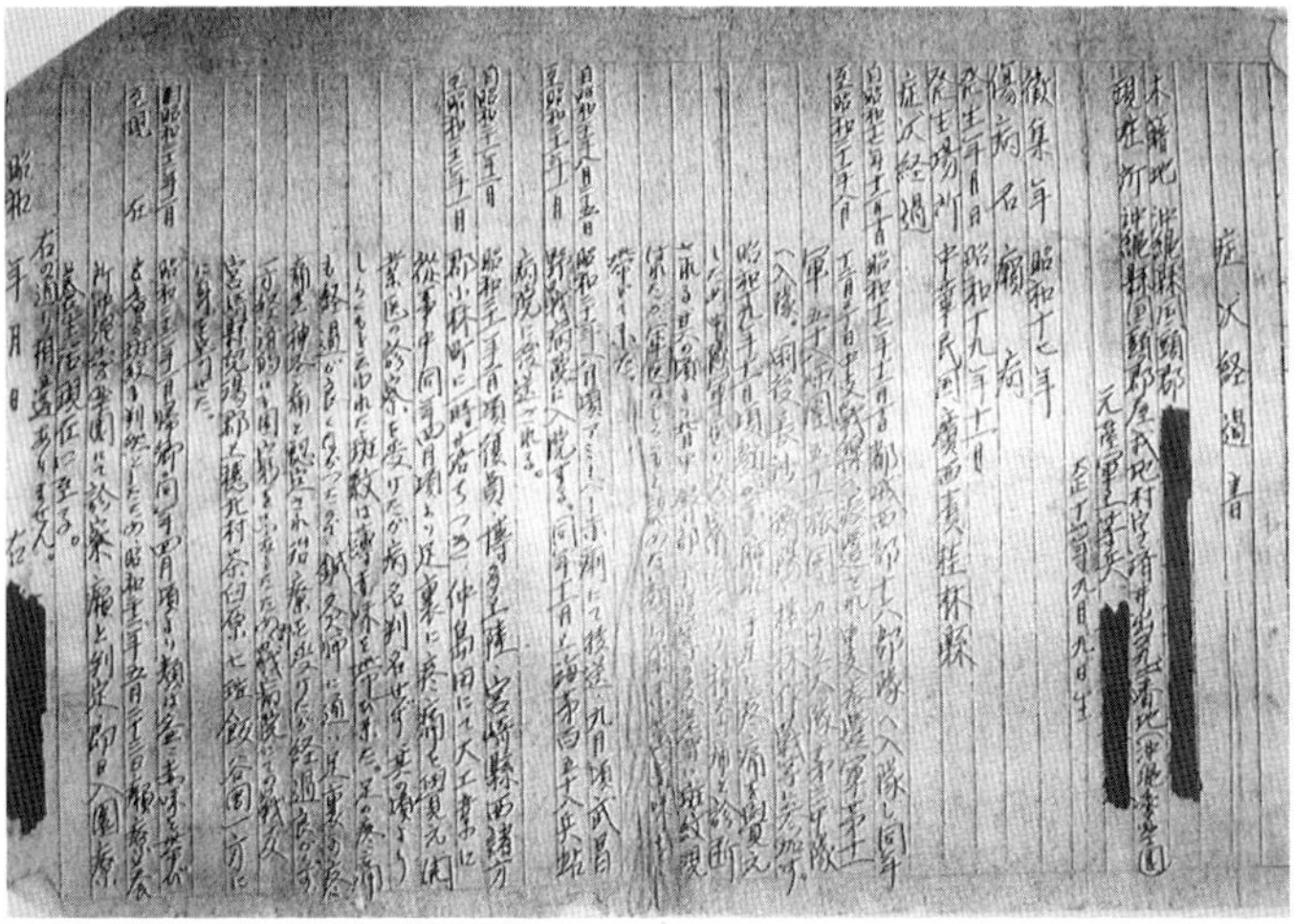

病状経過書

本籍地　沖縄県国頭郡[redacted]

現在所　沖縄県国頭郡屋我地村字済井出　番地（沖縄愛楽園）

元陸軍上等兵[redacted]

大正十三年九月九日生

徴集年　昭和十七年

傷病名　癩病

発生年月日　昭和十九年十一月

発生場所　中華民国広西省桂林県

症状経過

図５　傷痍軍人認定のための「病状経過書」（沖縄愛楽園入所者A.J氏所蔵）

院・軍人援護会などの関係者にも出席を求め、宮崎が「癩発症の軍務起因性を強調説明」した結果、陸軍・海軍両省は賛成し、恩給局は「考慮する」と回答、七月に、同局は「事変地に於て発症するに至りたる癩はその原因が事変地にありと認めらる、場合」は恩給法上有利に取扱うべき意向を決定、日中戦争勃発時にさかのぼって、ハンセン病は傷痍軍人恩給の対象と認められた（宮崎松記前掲文）。

そして、一九四三年に軍事保護院のもとにハンセン病の傷痍軍人を収容する施設の建設が決まり、一九四五年六月、静岡県の御殿場《ごてんば》に開設、同年一二月、駿河療養所と命名される。立花誠一郎が最初に収容されたのも、ここである。光田健輔は、軍隊内のハンセン病の兵士を放置することは「癩の軍隊に蔓延する事は火を睹《み》るよりも明《あきらか》」として、この決定を歓迎した（光田健輔「防癩は健民運動の魁《さきがけ》である」『楓の蔭』一四三号、一九四三年四月）。

一九四一年三月一四日、皇族の朝香宮鳩彦《あさかのみややすひこ》が軍事援護会長奈良武次、軍事保護院副総裁三島誠也、同医療課長浜野規矩雄を従えて全生病院を慰問しているが、その際、朝香宮は、同院の傷痍軍人に対し「斯様な整へる療養の出来る事は御宏恩を常に忘れない様に充分治療に励み一日も早く快癒致す様」との言葉を伝えている（林芳信「畏し朝香宮殿下の御台臨を拝す」『楓の蔭』一二二号、一九四一年六月）。

では、実際に、ハンセン病を発症し傷痍軍人と認定された者はどれほどいたのだろうか。一九四四年六月の国立癩療養所長会議に提出された「傷痍軍人癩患者調」によれば、一九四四年五月三一日現在で、長島愛生園・栗生楽泉園・星塚敬愛園・東北新生園・多磨全生園・松丘《まつおか》保養園・邑久《おく》光明園・大島青松園・菊池恵楓園《きくちけいふうえん》の国立九園、私立の神山復生《こうやまふくせい》病院に隔離収容されている患者総数は三七七名と報告されている。

また、菊池恵楓園がまとめた「軍勤務中ノ癩発症患者名簿」によれば、一九三八年二月末から一九四二年一〇月一八日までに同園に隔離収容された「軍勤務中ノ癩発症患者」の総数は一〇六名、そのうち、一七名が「軽快退園」している。

「産業戦士」への復帰

一九四三年一〇月二七日、朝香宮鳩彦が菊池恵楓園を訪問した際、園長の宮崎は「今ヤ癩モ結核ト同様ニ過労、飢餓、疾病、外傷、環境ノ変化等ガ誘因トナリテ発症スル慢性ノ伝染病ニ過ギザルモノナルコトガ明瞭トナリタリ」と述べ、それは「支那事変勃発以来戦地勤務中ノ癩発症ヲ多数経験シタル結果」から立証できたと説明している。宮崎は、戦地での過労、飢餓、疾病、外傷、環境の変化をハンセン病発症の誘因として理解し、それゆえ、ハンセン病を傷痍軍人恩給の対象とするように求めたのであり、この宮崎の認識にもとづけば、戦争が長期化するなかで、ハンセン病を発症する兵士は続発することになる。「戦争と隔離」の章で述べた、戦後の宮崎の「軍人癩」が激増するという考えも、ここに由来する。

そして、宮崎は、恵楓園に隔離されたハンセン病の傷痍軍人のなかには「軽快退園シテ産業戦士トシテ夫々《それぞれ》再起御奉公」している者がいることをあげ、「従来不治ト考ヘラレタル癩モ結核ト同様ニ早期ニ適当ナル治療ヲ加フレバ相当ノ治療効果ヲ発揮シ得ルモノナルコトガ漸次明瞭トナリタリ」と明言した（菊池恵楓園「拝謁資料」）。

一九三八年六月、宮崎はひとりの傷痍軍人の手記『戦場から癩療養所へ―〇〇海軍航空兵曹長の後述録―』を刊行した。それは、同年五月二一日に九州療養所に隔離収容された海軍航空兵曹長の手記で、そこには「戦場から癩療養所へ転落した私は近き将来に於て必らず再びあの高い大空への精神的飛躍をいたし度《た》い」「病気そのものにも私は絶望しては居りません。所長さん初め皆さんの激励の言葉に鞭《むち》たれ、きつと癒る日が来ることを信じて行きませう」と、再起への決意が述べられていた。

それから二年余を経た一九四〇年一〇月、宮崎は同じ人物の『再起への岐路―癩療養所から退院した〇〇海軍航空兵曹長の告白―』を刊行する。この元兵曹長は「軽快退園」していた。宮崎は次のように誇らしげに説明している。

彼は海軍生活十年間に於て涵養《かんよう》した軍人精神に依つて病魔を克服するの確固たる信念を以て終始療養に専念した。実際其断乎《そのだんこ》たる闘病の決意は金鉄をも溶すの概があつた。彼の病型は結節癩に属し既に顔面及び上下肢の所々には浸潤を見、其処《そこ》に無数の癩菌の存在を証明し、医学的見解に於ては当然予後の不良なるべきを思はしめた。……（中略）……然《しか》し其後彼の病気は非常に良好なる経過を辿り、病状の減退消失と共に、局所の癩菌も漸次減少し、遂に本年五月に至つては全然無菌の状態となり無事退院すること、なつた。

宮崎は、彼が隔離収容後二年で、治癒したと明言している。しかし、これは菊池恵楓園に限ってのことではない。大島療養所の患者自治会の「日記帳」の一九四一年三月二四日の条には、療養所当局が「一時帰郷ハ困難ナレドモ出来ル限リ許可ス」、「軽快退所」については「明確ニ快癒《かいゆ》シ、タシカナル引受人アル場合、或ハソノ人ナクテハ家ノ立チ行カザル証明アル人ニ限ル　但《ただ》シ此ノ場合モ軽症ナルモノニ限ル」という方針を発表したと記されている。絶対隔離政策の下でも、戦争が激化し、労働力が枯渇すると、隔離されたハンセン病患者にも「軽快退所」を認め、労働力として動員していく道が選ばれたのである。

また、京大でハンセン病患者の通院治療を続けていた小笠原登は、一九四二年八月一九日、ひとりの患者が「第二乙種合格セリ」と、日記に記している。ハンセン病患者は徴兵免除であったのに、兵士が不足してくると徴兵検査に合格させている。これらの事実は、ハンセン病を恐ろしい感染症として宣伝して絶対隔離を正当化してきた国家の論理がいかに虚構であったかを如実に示している。

植民地・占領地のハンセン病患者

アジア侵略と隔離

植民地の療養所

近代日本は、日清《にっしん》戦争で台湾を、日露《にちろ》戦争でサハリン南部を領有するとともに、中国・遼東《リヤオトン》半島も「関東州」として事実上、支配下に置き、さらに一九一〇年、韓国を「併合」した。こうして、日本はアジアで唯一の植民地帝国となる。さらに、第一次世界大戦に臨んでは、ドイツ領であった赤道以北のミクロネシアの島々を占領し「南洋群島」として軍事支配、第一次大戦後、国際連盟のもとでの委任統治を認められ、事実上の植民地支配をおこなった。そして、一九三二年に「建国」された「満州国《まんしゅう》」も、その実態は日本の傀儡《かいらい》国家であった。こうした、広大な植民地に対し、日本は、本国と同様、いや、それ以上のハンセン病患者への絶対隔離政策を実施した。

法律「癩《らい》予防ニ関スル件」公布から九年を経た一九一六年、朝鮮総督府は全羅南道《ぜんらなんどう》の管理下に小鹿島《ソロクト》慈恵《じけい》医院を開設、さらに一九三一年に日本国内で法律「癩予防ニ関スル件」が「癩予防法」に改正されると、一九三四年、朝鮮総督府は慈恵医院を改組・拡張し、総督府直属の小鹿島更生《こうせい》園を開設した。また、台湾総督府も一九三〇年、楽生《らくせい》院を開設した。法令上でも、一九三四年に台湾で勅令「癩予防法」が、一九三五年に朝鮮で総督府の制令「朝鮮癩予防令」がそれぞれ公布されるが、これらの法令は日本の「癩予防法」に準拠した内容となっている。

また、「南洋群島」においても、南洋庁は「南洋庁癩収容規定」を作成、一九二六年にサイパン島に、一九二七年にヤルート（ジャルート）のエリ島に、一九三一年にパラオのゴロール島に、一九三二年にヤップのピケル島に、それぞれ小規模なハンセン病療養所を開設していた。その後、サイパンの療養所は一九三八年に閉鎖されてヤップの療養所に統合されるが、アジア・太平洋戦争末期にはポナペ（ポーンペイ）にも療養所が開設されている。「南洋群島」に開設された療養所は、原則として現地の患者を収容するものであったが、戦争末期には日本人患者の日本への送還が困難となり、サイパンに「邦人仮設癩療養所」も設けられている。さらに、日本の傀儡国家「満州国」にも、一九三九年、「満州国立」として同康院《どうこういん》が設立されている。

一貫した隔離政策

アジア・太平洋戦争の渦中、光田健輔《みつだけんすけ》は、「大東亜共栄圏」に派遣された日本の将兵が「如何《いか》なる伝染の機会に逢着《ほうちゃく》する事がないとも限らない」として、現地のハンセン病患者に対し「適正の救療を与ふることを考へなければならない」と述べているが（光田健輔「防癩は健民運動の魁である」『愛生』一三巻二号、一九四三年二月）、この認識の下、日本国内におけるハンセン病患者への絶対隔離政策は植民地・占領地にも及ぼされた。そこには、日本国内と植民地・占領地の政策の一貫性が認められる。その事実を、毎年、内務省・厚生省が開催した官公立癩療養所長会議の記録のなかに見てみよう。

一九三三年一月、内務省において開催された官公立癩療養所長及《および》管理府県衛生課長会議には、朝鮮総督府衛生課長西亀三圭、台湾総督府衛生課長森田俊介、南洋庁パラオ医院医官藤井秀旭、それに楽生院書記須田亀十郎が出席している。療養所長会議に植民地からの出席者が資料上、確認できるのは、この時がはじめてである。

翌一九三四年一月、内務省において開催された官公立癩療養所長会議にも楽生院長上川《かみかわ》豊《ゆたか》と朝鮮総督府の担当者が出席している。この会議で、隔離政策推進の中心人物であった長島愛生園《ながしまあいせいえん》長光田健輔は、「朝鮮ノ協会ハ患者ノ収容力ヲ増スコトニ努メテオルカラ内地ニ於テモソノ方ニ向ケラレテハ如何」と発言、長島愛生園提出の議題にも「朝鮮ニ於ケル癩事業ニ関スル件」が含まれていた。さらに、一九三五年一月の官公立癩療養所長会議には上川とともに小鹿島更生園長周防正季《すおうまさすえ》も出席、周防は、一九三八年五月に厚生省で開催された官公立癩療養所長会議の場で「朝鮮内ノ患者ヲ極力収容スル方針」を表明している。以後、楽生院長と更生園長は毎年、この会議に出席しているが、一九四〇年五月の官公立癩療養所長会議で配布された厚生省予防局作成の「朝鮮、台湾ニ於ケル癩患者異動状況調」には、更生園・楽生院はともに「官立」と明記され、私立療養所（朝鮮では愛養園・愛楽園・釜山相愛園、台湾では楽山園）と明確に区別されている。さらに、一九四一年三月の官公立癩療養所長会議で配布された厚生省予防局作成の「官公私立癩療養所収容患者異動月報」の「外地」の表においても、更生園・楽生院、それにパラオ療養所、ヤップ療養所、ヤルート療養所はすべて「官立」と記されている。なお、この配布資料中には、台湾の患者数や「軽快退院患者ノ経過調」、「台湾、内地及朝鮮ノ癩患者分布濃度竝《ならび》ニ其収容状況」の表も含まれていた。国内と台湾・朝鮮の患者分布の比較検討もなされていたのである。

一九四一年七月に公立療養所がすべて国立移管するが、その直後に開催された国立癩療養所長会議には小鹿島更生園長周防正季、楽生院長上川豊が出席していたし、さらに一九四三年六月の国立癩療養所長会議にも楽生院長山川、更生園長西亀三圭が「満州国」国立同康院長難波政士とともに出席している。更生園・楽生院が当時の厚生省においても、国立と同等とみなされていたことは否定できない事実である。

また、南洋庁関係では、前述した一九三三年の官公立癩療養所長及管理府県衛生課長会議に続いて、一九三六年の官公立癩療養所長会議にはサイパン医院長に就任していた藤井秀旭が、一九三八年の官公立癩療養所長会議には、パラオ医院医員桑原惣栄が、それぞれ出席し、一九四〇年の官公立癩療養所長会議には南洋庁医員という肩書きでやはり桑原が出席している。一九四〇年の官公立癩療養所長会議の議案書には、「台湾　昭和五年一〇八〇、最近八〇〇　ベット七〇〇　八〇」「ヤップ三三　ヤルート一七　ヤップ一八　土人五万人」というメモが書き込まれ、このとき、台湾と「南洋群島」におけるハンセン病政策について議論がなされたことを示唆している。

このように、官公立癩療養所長会議・国立癩療養所長会議には、楽生院長、小鹿島更生園長、それに南洋庁管轄下の医院長、さらには「満州国」の同康院長らが出席し、隔離政策の今後の方針について日本国内の療養所長と同じ場で協議しているのである。日本と台湾・朝鮮、「南洋群島」「満州」の政策は一貫したものであり、内務省・厚生省において、楽生院と更生園、南洋庁管轄下の各療養所、そして「満州国」の同康院はともに「官公立癩療養所」「国立癩療養所」と同等の施設と認識されていたことになる。すくなくとも、戦前においては、日本国内と旧植民地・旧占領地におけるハンセン病患者隔離政策とそのもとでの患者に対する人権侵害については、一体のものとして理解しなければならないのである。

笞による支配

一九三六年七月、長島愛生園長光田健輔が小鹿島更生園を訪れている。これに同行した愛生園事務官宮川量《みやがわはかる》は、その際の詳細なメモを残している。

メモの冒頭、宮川は、更生園の職員と入所者の関係について、次のように言及している。

昨年頃迄は各生里（部落）の詰所に笞《むち》を置いて患者の従はぬ時は之《これ》をぶつた。……（中略）……園長は之を知らないふりをしてゐた。遂に最近は笞にてぶつ事はやめられた。然《しか》し朴大聖は語つた。「やつぱり昔からの習慣でたたきますからね」と。笞こそ使ひ《ママ》ぬが手で彼等をうつ事はタマにはあるらしい。職員と患者が親しくする事を園長はイヤがるそうだ。

宮川は、このように記した後、「患者は職員を信頼せぬ」ことを認めている。次に、更生園の医療について、宮川は、当直の医師はひとりしかおらず、「看護婦は当直なし。中央病室にゐる者はいざ知らず部落にゐる者の夜間の異状に対しては手当をうけ得る事は稀であつて頼んでも頼んでも医師が来ず遂に医師の診療を受けぬまゝで死亡するのが多いといふことだ。他の事はとも角も死に際《ぎ》はだけはねと患者は淋しそうに言った」と記している。

さらに、宮川は、入所者同士の結婚についても、断種を受けて夫婦舎に入ること、夫婦舎は最高で一室に四組の夫婦が入居し、夜はカーテンで仕切っていることなどを記している。「近頃ようやくワゼクトミー（断種のこと・藤野注）をきらわなくなつた」と宮川は言うが、これは更生園において強制断種がおこなわれていたことを示す記述である（宮川量「朝鮮の癩」〈長島愛生園愛生編集部所蔵〉）。

以上、宮川のメモを読むと、更生園の現状には批判的な印象を受ける。長島愛生園の事務官として、強制隔離、絶対隔離の最前線にいた宮川でさえ、更生園の実態には違和感を禁じえなかった。では、そのような施設に強制隔離された人びとは、どのような生活を強いられていたのか。

懲罰としての断種

小鹿島でききとりに応じてくれた一九二一年生まれの男性は、一五歳のとき発症し、一九四一年に更生園に隔離収容されている。巡査が来て「小鹿島に行けば病気は治る」「食料も十分にある」と言われ、隔離に応じたが、食料は乏しく、毎日、星を見て労働に出かけ、星を見て帰るという生活であった。労働の内容は、レンガ作り、たきぎ集め、叺《かます》（穀物・塩などを入れるための袋）作りなどで、看護長は「患者一〇人より松脂《まつやに》を採る松の木一本の方が大事」といってはばからず、この強制労働で傷を負っても、働かされ続け、それが原因で、手の指一〇本と両足を失った。食事の量は、男性ひとりが一日、米二合とサクラ麦で、それを三回に分けて食べた。

また、クリスチャンであったので、神社参拝を拒否したら、事務所に呼び出され、何回も殴られ、気を失うと水をかけられ、また殴られ、監禁室に入れられた。その後、懲罰として断種された。監禁室では食事は握り飯が朝・夕の二回与えられるだけで、凍死する者もいた。

次にもうひとり、一九三四年生まれの女性からききとりをおこなった。この女性は一九四四年に更生園に隔離収容されている。隔離収容時、この女性は一〇歳であったが、レン

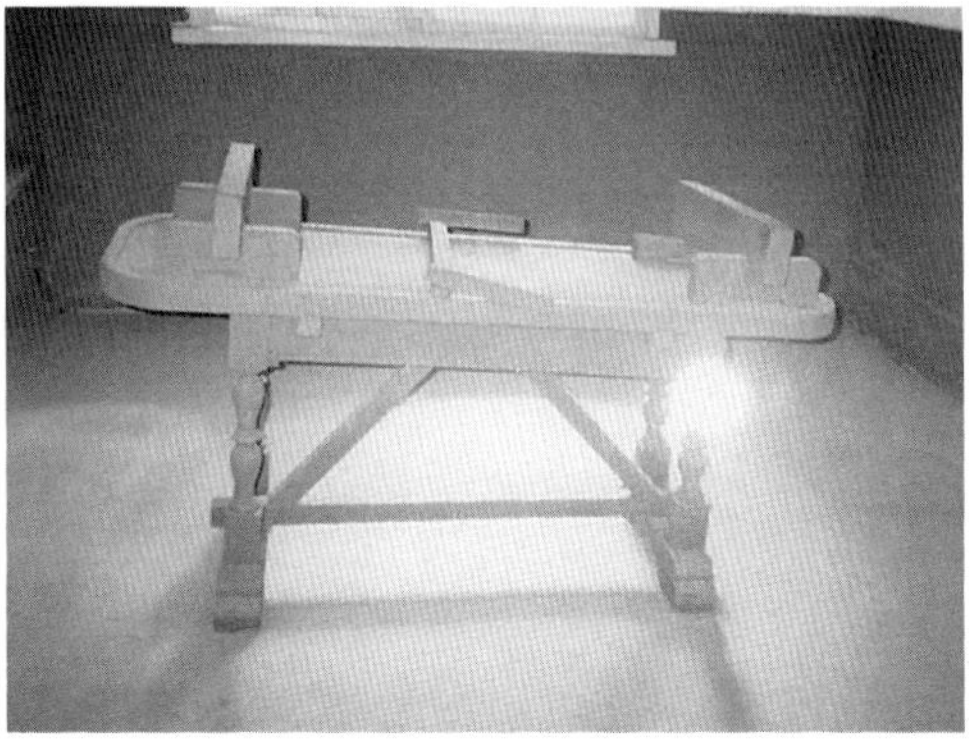

図６　小鹿島に残る日本統治時代の断種台

ガ作り、叺作り、石運びなどの強制労働を課せられた。午前中は学校に行ったが、松脂採集をさせられた。こうした強制労働により、手足が凍傷となり、それが原因で、手の指一〇本と両足を失った。食事は、女性ひとりが一日、米一・五合、子どもは米一合であった。創《そう》氏《し》改名《かいめい》をさせられ、毎月一回、一日に神社参拝、一五日に周防園長の銅像への参拝を強制された。

　以上、植民地下の朝鮮でなされたハンセン病政策は、日本国内の絶対隔離政策の一環であり、すくなくとも朝鮮のハンセン病患者は日本のハンセン病患者が受けた人権侵害以上の被害を受けている。人権侵害には植民地支配下の民族差別感情も加わり、被害の程度は日本国内のそれをはるかに上回るものであった。笞を使った入所者の殴打、懲罰としての断種などは、それを象徴するものである。わたくしがお会いした、日本の植民地時代から小鹿島に隔離されてきた方々は、皆、後遺症が重かった。その事実は、日本の隔離が過酷であったことの証《あかし》である。ハンセン病患者への差別、植民地民族への差別により、韓国のハンセン病患者に対しては、二重の人権侵害があったという事実を認めざるを得ない。

戦後も続く強制断種

事情は楽生院においても、同様である。ききとりに応じてくれた一九二九年生まれの女性は、次のように隔離された事情と隔離後の生活について語っている。一四歳で発症、学校ではハンセン病は恐ろしい感染症で患者の家は消毒されると教えられていたので、親や祖母が家で民間薬を飲ませてくれたが、その費用で財産を潰し、家も売ってしまった。そのため無理に強制隔離されるよりはと思い、一九四三年に自分から楽生院に収容された。隔離後、患者労働として眼科の手伝いをしていたが、無断で外出したため、一晩だけ監禁室に入れられた。戦後、一八歳で入所者の男性と結婚したが、夫は断種された。日本の統治時代は強制断種・強制堕胎があったというが、それは戦後初期、中華民国（台湾）にも受け継がれていた。

また、一九三五年生まれの女性は、六歳か七歳のとき発症、一九四三年に、すでに楽生院に入所していた父親が迎えに来て、自分も入所し、戦後、一八歳のとき、入所者の男性と結婚したが、夫は断種されず、子どもを生んで、楽生院を出たという。

このふたりのききとりで、戦後、いつまで楽生院で強制断種・強制堕胎がおこなわれていたのかという疑問が生じる。前者の結婚は一九四七年頃、後者の結婚は一九五三年頃である。楽生院では、プロミンは高価だったので使用されず、一九五〇年代になってようやくDDS（プロミンを改良した薬剤）の化学治療が開始され、ハンセン病が治癒する疾病と認識されるようになったが、このことがふたりの出産への院側の対応の違いとなっていると考えられる。すなわち、前者はまだ、ハンセン病が「不治」とされた時期に結婚しているのに対し、後者はDDS治療開始によりハンセン病が治癒すると認識されてから結婚している。楽生院では、DDS治療開始後になり、入所者への待遇が多少は改善されたが、それまで、すなわち一九四〇年代後半は日本統治時代の入所者への人権侵害がそのまま継続されていたのである。

また、三名の男性からは「無癩州運動」の実態についての話をうかがえた。「無癩州運動」とは、日本国内の「無癩県運動」に倣い、台湾の各州が競い合う形で、すべての患者を隔離していこうというものである。この運動を主導したのが楽生院長上川豊である。

「無癩州運動」

上川は、一九三九年末段階で、人口一万人に対するハンセン病患者数が「内地」（日本）が二・一人、朝鮮が五・六人であるのに対し、台湾が一・四人であることをあげ、この結果は、むしろ、台湾の調査や取り締まりが緩んだからではないかと憂慮し、「東亜の癩から守れ我等の台湾」と叫ぶ（上川豊「南支南洋の癩と台湾の癩」、『社会事業の友』一五二号、一九四一年七月）。

さらに上川は、日本が対米英戦争に突入し、台湾の戦略的価値が高まると、「大東亜の心臓部――動かざる航空母艦たる台湾の一角より、亜細亜の癩、世界の癩を救ひ、世界全人類を救ふべく『無癩報国運動』の旗印を、雄々しく力強く打ち立てよう」と訴え（上川豊「無癩報国運動を提唱す」『万寿果』九巻一号、一九四二年五月）、楽生院が「大東亜の癩事業」の手本になるべきだと主張していく（上川豊「大東亜の癩事業と楽生院」『万寿果』一〇巻一号、一九四三年八月）。しかし、これらの発言は、具体性をともなわないスローガンに終わり、現実は、上川の憂慮のごとく、一九四三年末の楽生院の定員は七〇〇人であるにもかかわらず、入所者は六五三人に止まっていた（楽生院『昭和十八年報』）。

この「無癩州運動」により隔離された一九二七年生まれの男性は、一二歳のとき、警察官が家に来て、強制的に駅に連れて行かれ、駅で楽生院の職員に引き渡されたという。当時は、衛生所の職員が地域ごとに検診に来て、鳥毛のはたきで頬をなで、感覚がないとハ

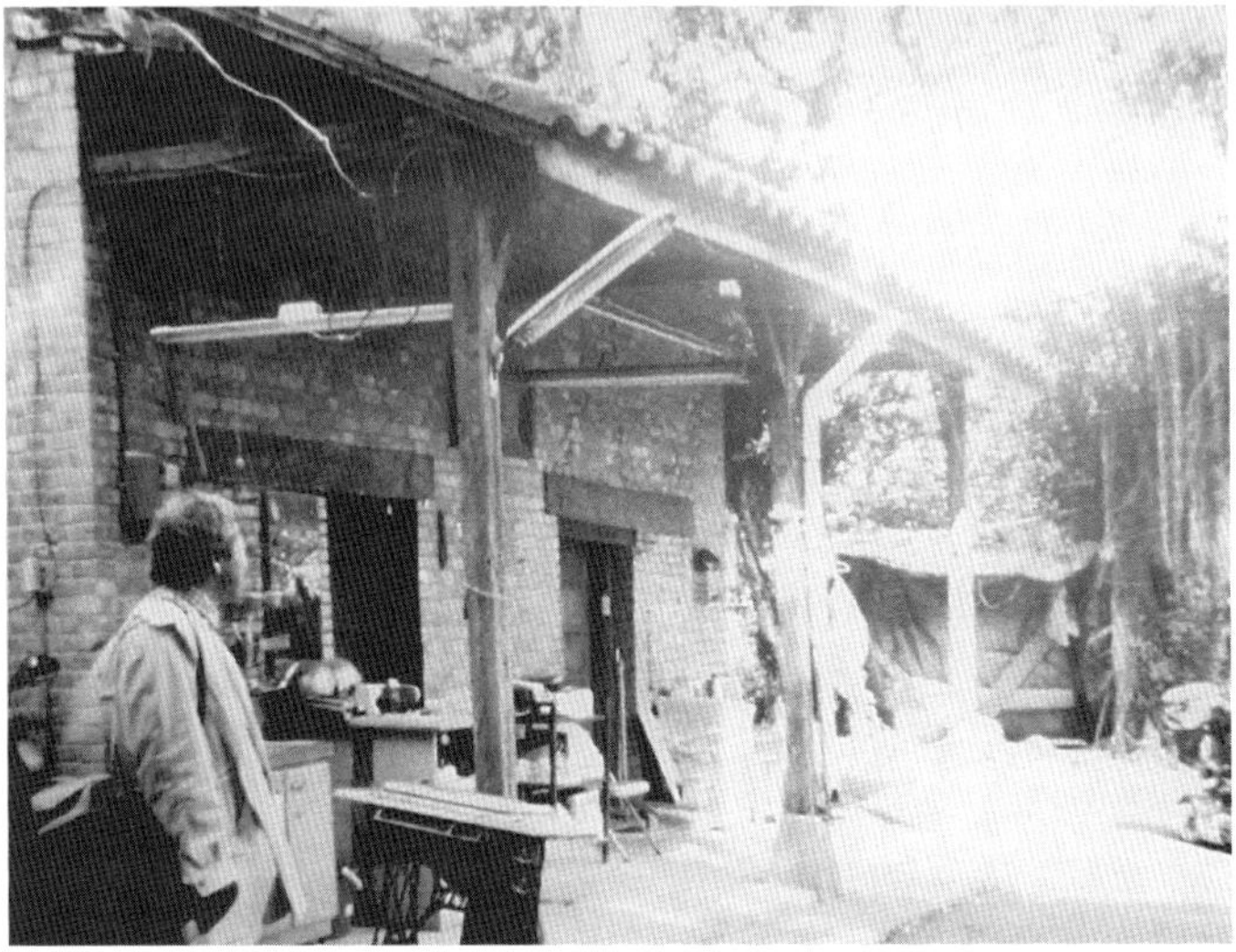

図７　楽生院に残る日本統治時代の患者住居

ンセン病と診断、警察に通報し、年二回の収容の時期になると、駅ごとに患者を集め、順番に収容していった。一回の収容は一〇〇人以上になった。

その収容の時期については、一九二六年生まれで一九四一年に入所した男性は二月と一〇月であったと語っている。警察官に連行され、一回の収容は一〇〇人以上に及んだと、前記の男性と同様の発言をおこなっている。同じく、一九二三年生まれの男性は一九四二年に入所しているが、やはり、警察官に連行されたと語っている。

このように、植民地台湾においても日本がおこなったハンセン病政策は、植民地統治の一環であり、警察官を隔離に動員し、監禁や強制断種・強制堕胎をおこなうなど、日本国内の隔離政策をほぼそのまま踏襲したものであった。台湾のハンセン病患者は、日本国内のハンセン病患者同様の隔離政策に加えて、植民地統治という圧迫、すなわち、在台湾日本人を守るための隔離という圧迫をも受けたのである。

「東亜の癩」

日本ＭＴＬの活動

一九三七年七月、日中戦争が勃発《ぼっぱつ》すると、日本でハンセン病患者の強制隔離に関わっていたひとびと、たとえばハンセン病療養所の医師・職員、あるいは療養所に対する慰問布教をしていた宗教者の眼は、急速に中国の患者に向けられた。中国には一〇〇万人のハンセン病患者がいるという説があったからである（光田健輔「癩予防撲滅の話」『社会事業』一〇巻四号、一九二六年七月）。中国への侵略と隔離は一体のものとなる。「東亜の癩」という言葉が飛び交い、中国をはじめとするアジアのハンセン病患者の絶対隔離が日本の責務であるかのような主張が高揚した。そうした主張を唱える人びとのなかには日本ＭＴＬに参加したキリスト者が少なからず存在した。

日本MTLが結成されたのは一九二五年のことである。前年の一一月九日、東京基督《キリスト》教青年会の会員と賀川豊彦《かがわとよひこ》が主催するイエスの友会の会員ら十数名が全生《ぜんしょう》病院を訪れ、これを機に日本のキリスト者による「救癩」の運動を起こすこととなり、一九二五年六月一〇日、欧米の運動にならい名称を日本MTLとした(「日本MTL第一年記」『日本MTL』一号、一九二六年三月)。MTLとはMission to Lepersの略である。理事には賀川のほか、東京女子大学長安井哲子、聖公会監督元田作之進、東京府社会事業協会幹事小林正金、東京基督教青年会総主事斎藤惣一、東京地方職業紹介事務局長遊佐敏彦、全生病院長光田健輔が就任した(日本MTL『幕舎の外』)。日本MTLはキリスト者の運動であるが、キリスト者ではない光田も理事に選ばれている。東京基督教青年会館に事務所を置いた日本MTLは、主として全生病院を対象に慰問と布教、隔離推進の世論形成を活動の中心としていくが、そのために、光田を理事に迎えたのである。以後、光田が進める絶対隔離の実現を支持するために日本MTLは活動を展開していく。むしろ、日本MTLの結成には光田の「熱心な唱導」があり(後藤安太郎「第百号誌を贈る」『日本MTL』一〇〇号、一九三九年七月)、光田こそが「MTLの産《うみ》の親」であったと言われている(「編輯後記」『日本MTL』一〇一号、一九三九年八月)。

日本MTLの初代の理事長には小林が就任するが、一九三九年四月に賀川豊彦が二代目理事長となる。その後、日本MTLは一九四一年一月に楓十字会に、さらに一九四二年五月に日本救癩教会へと改称・改組されるが、賀川は一九六〇年四月に死去するまで理事長を務めた。

光田健輔は「賀川豊彦氏の参加により筆に口にMTLの運動が拡められた」と、MTLの運動における賀川の役割の大きさを認めている（光田健輔「二三年間の恩寵の数々」『日本MTL』八一号、一九三七年一一月）。当初、賀川は「イエスの『癩を潔《きよ》めよ』と云ふ命令を畏《つつし》んでこの運動を進めたい」と希望していた（賀川豊彦「MTLと新約運動」『日本MTL』三号、一九二七年二月）。日本MTLの理想は、日本中のハンセン病患者をすべて隔離し、ハンセン病患者のいない日本を日本人自身の手で建設することであり、その理想は「民族浄化」という言葉で表現された（小林正金「癩病問題の先駆者」一、『社会事業』一〇巻七号、一九二六年一〇月）。

その後、東京に活動の基盤を置く日本MTLのみならず、青森・仙台・静岡・京都・大阪・岡山・高松・小倉《こくら》・熊本・鹿児島・沖縄、それに台北《タイペイ》などに同様の組織が誕生する。また、全生病院と長島愛生園《ながしまあいせいえん》にもMTLの組織が生まれている。そして、MTLをはじめとするこれらの組織は一九三〇年代、絶対隔離を進める「無癩県運動」にも全国各地で積極的に参加していった。理事長に就任直後、賀川豊彦は、千葉県が未隔離患者が八名になったことをあげ、「日本全国が無癩国となることは容易である」との希望を抱いた（賀川豊彦「無癩県を作れ」、『日本MTL』九九号、一九三九年六月）。そして、会員たちは、満州事変が起きると「満州」へ、日中戦争勃発以後は中国全土、さらには「東亜」、「大東亜」へと、その絶対隔離の視線を向けていくのであった。

日中戦争勃発と日本MTL

日中戦争の影響が日本MTLにも及ぶのは、『日本MTL』七八号（一九三七年九月）の紙上であった。その「編輯後記」に「硝煙弾雨と酷烈な炎天に北満に北支に上海に我が将兵は国家のために戦つて居られるのを思ふと、本年は例年より暑いなど口ぐせの様に云ふだけでも恥かしい事だ」「心機一転非常時日本に於ても癩菌全滅を期して与へられた立場に於て最善を尽したい」という文言が登場する。そして、一一月一四日に高松市で開かれた全国MTL協議会では、「各MTL関係の出征者に見舞状を協議会の名を以てささげること」が決議される（「全国MTL協議会」、『日本MTL』八一号、一九三七年一一月）。この決議を報じた『日本MTL』八一号の「編輯後記」にも、はじめて「我国の救癩だけでない。対支救癩にも我国の使命がある」という決意が表明される。同じ号で、光田健輔も「日本のMTLは東亜のMTLとして大なる使命に立たる、ことを祈る」と述べていた（光田健輔「一三年間の恩寵の数々」）。明らかに日本MTLの視線は中国にも向けられていった。一九三八年一月の『日本MTL』の巻頭言「全国基督教会に訴ふ」のなかで、理事長小林正金は「支那には数知れざる癩者があるので凡《およ》そ百万人と号されます。実に放置して置く訳にも行かないのであります。満州も同様で、即ち向後現今の状況に決して満足する事は到底出来ないのでありまして、益勇往邁進《まいしん》しなければなりません」と会員に呼びかけている。『日本MTL』紙上にも「尽忠報国の大和魂」「挙国一致の銃後の護り」などという言葉が登場するようになった（白戸八郎「邁進努力」『日本MTL』八四号、一九三八年三月）。九州療養所長宮崎松記《みやざきまつき》は、日本MTLに対し、「支那百万の癩患者も日本人の手で救済する位の意気を以て進むべきだと思ふ　そうしてこそはじめて日本の癩も片付けることが出来る」と希望し、「支那の癩は四億の同胞の保健の意味から言っても又我国の大陸進出の自衛から言っても看過出来ない重大問題である」と訴えた（「日本MTL第百号に希望と回顧」『日本MTL』一〇〇号、一九三九年七月）。宮崎は、中国に侵攻した日本の将兵への感染を防止するためにも、中国の患者の隔離を求めていた。

理事長の賀川豊彦も「東亜」を見据えていた。一九三八年五月～六月、賀川は「関東州」と「満州」を訪れ、大連で会った満鉄《まんてつ》総裁の松岡洋右《まつおかようすけ》の態度に「日本魂の最も浄化せられた或物」を感じ、また、新京《しんきょう》（現・長春《ちょうしゅん》）では、満州事変で暗躍し、当時、満州国協和会中央本部総務部長の地位にあった甘粕正彦《あまかすまさひこ》にも面会し、「満州国」の「建国の努力の容易ならざる」ことを考えさせられている。さらに、賀川は日本人が移民した弥栄村（現・島根県那賀郡）・千振《ちぶり》村（現・同、益田市）を訪れ、「満州」は「理想的な植民地」であると確信するに至る。そして、満州拓殖公司総裁の坪上貞二から「キリスト教徒の移民村を作ってくれ」との要求を受けた（賀川豊彦「身辺雑記」『雲の柱』一七巻七号・八号、一九三八年七月・八月）。帰国した賀川は日本基督教連盟《れんめい》に働きかけ、「満州基督教開拓村」の派遣を決定させ、一九四一年三月、ついにハルビン郊外の長良子に向けて開拓団本隊を送り出した（加山久夫編『改訂版　満州基督教開拓村と賀川豊彦』財団法人雲柱社　賀川豊彦記念松沢資料館、二〇〇七年）。

このように、日中戦争が長期化するなかで、理事長の賀川個人も、日本ＭＴＬ総体も「東亜」に眼を向け、「全国未収容七千五百の病友の救済完了と、台湾、朝鮮、満州、はては支那、次いで全東洋の癩病友救済の為に、吾が日本は、東亜の盟主としての責任を持つて乗り出す」という使命感を強くしていた（藤田工三「吾がMTLの祈願」『日本MTL』一〇二号、一九三九年九月）。

一方、戦争の長期化により、軍医として中国に派遣されるハンセン病療養所の医官も増加した。九州療養所の医官でMTL会員の平野英之助は、一九三七年八月三日に日本を出発、以来、河北《かほく》省・チャハル省・山西《さんせい》省・山東《さんとう》省と転戦し、行く先々でハンセン病患者の有無を観察し、情報を収集してきた。山東省の膠《こう》州で、カナダ人の修道女より「広東《カントン》には到る処癩者は溢れる許《ばか》りに多数に存在し山東省内でも威海衛《いかいえい》、チーフー付近には多数の癩患者がゐる」という情報を得ている。こうした活動を通して、平野は「救癩事業を一日も速かに支那に拡大し友邦民衆をも癩から解放せしめなければならない義務を感得」し、「日本MTLの活動の翼を速かに支那全土に向つて拡げられん事を希ひつ、天父の豊かなる力添へをこの上にあらん事」を祈っていた（平野英之助「戦場で見聞した支那の癩」『日本MTL』九〇号、一九三八年九月）。

平野は一九三八年九月五日、念願かなって山東省兗州《えんしゅう》郊外のカトリック系のハンセン病療養所を訪れている。そこには男性四五名、女性一一名の患者が収容されていたが、各病室には「粗末な木製のベッド」が六つずつ並べられているだけであった。日本の療養所のような患者の居住区域と職員の居住区域の区別はなく、平野は「有毒、無毒の境界は全く無視せられてゐた」と驚いている。ドイツ人修道女の話では経営は苦しく、特にヒットラー政権の下で、ドイツ国民からの義捐金《ぎえんきん》は「全く途絶の状態」に陥ったという。平野は、この療養所の設備の劣悪さに同情を禁じ得なかったが、同時に、山東省のハンセン病患者の多さと隔離の不徹底さに接し、「満州に於ける癩の分布状態を考察する時、満州の癩も或は恐らくこの山東省から入り来つた癩者によるものではないか」と、警戒の念を強めている（平野英之助「北支唯一のカトリック病院訪問記」『日本ＭＴＬ』九三号、一九三八年一二月）。

また、台湾の楽生院長として中国のハンセン病問題に関心が高かった上川豊も、一九四一年の秋、中国を「世界に於ける最も大なる癩病根源地」とみなして、中国のハンセン病療養所の現状について、「これ等の大部分は基督教会の癩施療所又は救護所であつて、其《その》収容せる患者の数も数十名に過ぎず、専門医師の居ないものもある」と述べている（上川豊「南支南洋及台湾の癩・二」『楓の蔭』一二六号、一九四一年一〇月）。

東洋癩生

一九四〇年二月、「東洋癩生」の筆名を持ちアジアのハンセン病問題に造《ぞう》詣《けい》の深かった宮川量は、広東を中心に中国のハンセン病患者を視察している。当時、宮川は、長島愛生園の事務官から沖縄の国頭愛楽園《くにがみあいらくえん》の事務官に転出していた。彼もまた日本MTLの会員である。宮川は「癩の事業に関係してゐる者として現在最も関心を持つてゐるものは『支那』の癩である」と述べているが（東洋癩生「広東に於ける癩視察記・上」『日本MTL』一〇九号、一九四〇年四月）、後にも「私自身はどうしても実地を見なければ駄目であると痛感し、当時沖縄愛楽園に勤務中《ママ》であつたが、特に園長の了解を得て、広東、汕頭《スワトウ》、厦門《アモイ》の癩を瞥観して帰つた」と回想している（東洋癩生「大東亜癩問題研究会の提唱」『楓の蔭』一四一号、一九四三年一月）。中国のハンセン病問題への宮川の関心の高さが示されている。

視察後、宮川は次のように報告している。すなわち、患者は華南に多く、広東省は「風土病トシテ蔓延　総数ヲ知ルコト困難　二〇万六〇万ト称セラル」、広西省《こうせい》は「癩多シ」、福建省《ふっけん》は「汕頭付近一万人位アル推定」と記され、華南に次いで華北の山東省も患者が多く「十五万人ニ付四十人ノ割」という青島《チンタオ》での調査結果が紹介されている（宮川量「支那の癩」　長島愛生園所蔵）。

軍医邑楽慎一

ここで、もうひとり、「東亜の癩」に強い関心を抱いた軍医を紹介しよう。今では記憶する人も少なくなったが、かつて『傷める葦』（山雅房、一九四〇年）などのハンセン病に関する文学作品を著した邑楽慎一《おうらしんいち》という作家がいた。本名は池尻慎一、医師でもあった。熊本の回春《かいしゅん》病院に勤めた後、全生《ぜんしょう》病院の医官となっている。彼もまたキリスト者で日本ＭＴＬの会員、機関紙『日本ＭＴＬ』の編集にも関わっている。邑楽は信仰心に溢れた医師とされているが、その一方では、一九四三年五月から三か月間、青森の松丘《まつおか》保養園に出張した際、強制堕胎された胎児の標本を見つけ、組織から癩菌を発見しようと実験に使用するというような行為もおこなっていた（内田守「白面の微笑」、内田守編『傷める葦を憶う』、池尻慎一顕彰会、一九六四年）。その点においては、邑楽もまた、強制隔離や強制断種・堕胎に疑問を抱かない医師のひとりであった。

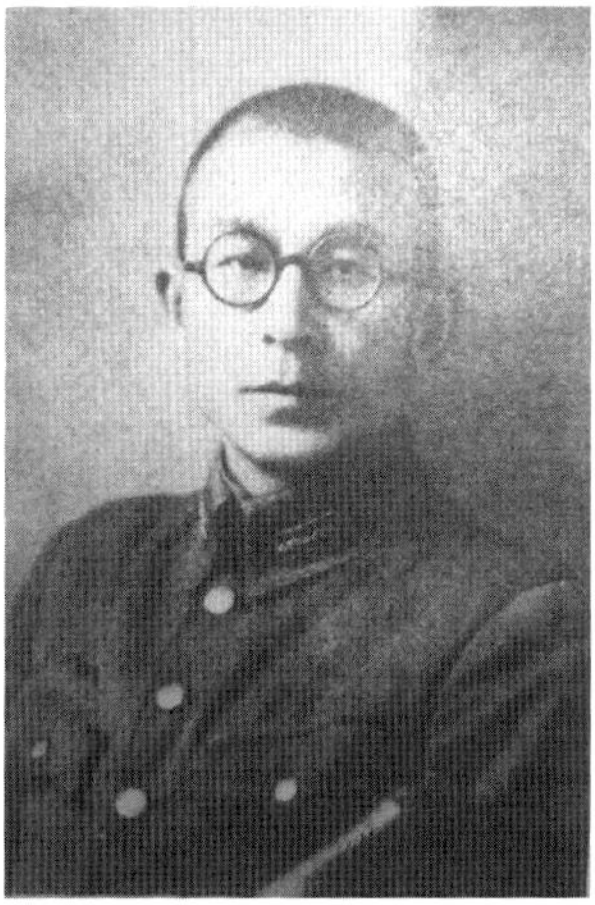

図8　邑楽慎一（池尻慎一顕彰会『傷める葦を憶う　池尻慎一追悼記念文集』1964年）

邑楽は、一九三七年、軍医として召集され、中国に派遣されるが、喀血《かっけつ》し、一年ほどで日本に送還される（邑楽慎一『軍医転戦覚書』、中央公論社、一九四〇年）。帰還後の一九四〇年一〇月一〇日、日本ＭＴＬは邑楽の歓迎会を開き、その場で、邑楽は、「支那で見た癩」について、以下のように語っている。

乞食を閲兵《えつぺい》した時にも一人の癩者も見当らず北支五省には大体癩は皆無と云つてもよろしい。中支方面に於いては第一線の戦禍の跡に残り農園に働くそれが患者であつたり皇軍の通過の節、歓迎日の丸の旗を持つて居るのが癩者であることがある。之《これ》は多分オマジナイと称するもので各部落から選れて来たのがそれであるらしい。支那は南下する程その数を増すので広東あたりには相当の数があり、あながち百万と称せられるのもあれでは無理ないでせう（「池尻慎一氏　杉田鶴子氏歓迎祝賀座談会」『日本MTL』一一五号、一九四〇年一一月）。

邑楽は、中国各地のハンセン病患者の存在に注意していた。その後、一九四一年一二月、邑楽は再び召集され、ビルマ戦線に従軍するが（本村一信『昭和作家の〈南洋行〉』（世界思想社、二〇〇四年）、ビルマ滞在中、邑楽はラングーンでハンセン病療養所を視察している。邑楽はラングーン上陸直後、「癩病院の患者が四散し、市街地付近を彷徨《ほうこう》中なり」との情報を得たので、「もし本当だとすれば、軍防疫《ぼうえき》の見地上、当然何等かの処置を考へなければならない」と考え、真相を確認する必要があると考えたからである。

邑楽が訪れた療養所はピコットというフランス人神父が院長を務めていた。ピコットは日本軍の侵攻があってもあえて避難せず、病院に止まっていた。邑楽は「この老宣教師は身に僧職を帯びて遥々《はるばる》ビルマまでも伝道に出掛けて来、人の忌み嫌ふ癩患者に慈悲の手を差し伸べ、拮据経営恐らくは既に十数年或は数十年の苦楚《くそ》艱難《かんなん》を凌いで来た人であらうし、今また戦禍の波及するに及んでも、とも角も患者を擁して今日まで現地に踏み止つてゐるのであるから、決してむげに軽蔑すべき人でもあるまい」との思いを抱き、ピコットと歓談する。この療養所の最大収容能力は四八〇名であり、邑楽が訪れたときは四二〇名の患者が暮らしていた。邑楽は、患者が四散しているという情報が間違いであったことを知り安堵する。

療養所の広い敷地内には患者の住宅が散在し、住宅の一棟には三〇～五〇人の患者が生活している。邑楽は、そうした住宅に暮らす患者を観察して回った。視察を終えた邑楽は、ビルマには一〇万人内外のハンセン病患者がいると推定されるにもかかわらず、これまでに隔離されたのは三〇〇〇人弱にすぎない現実を前に「ビルマに於ける救癩治療のことたる、誠に途尚遠《みちなお》しと言はざるを得ない」と悄然《しょうぜん》とした気持ちで帰途に着いた（邑楽慎一『続軍医転戦覚書　ビルマ篇』、長崎書店、一九四四年）。

邑楽は一九四三年二月、召集解除され、多磨全生園《たまぜんしょう》に戻るが、その後、一九四四年四月に軍属としてジャワのジャカルタ医科大学附属癩研究所に赴任、一九四五年一月四日、流弾を受けて死亡した（本村一信前掲書）。邑楽と親交のあった阿部知二《あべともじ》は、邑楽をモデルにした「二つの死」を『中央公論』の一九五三年四月号に発表している。

楓十字会から日本救癩協会へ

日本MTLは一九四一年一月より楓十字会と改称する。「日本MTLでは何んだか外国依存のやうに聞こえる」というのが、その理由で、当時のいわゆる「新体制」運動の機運に乗り、英語表示を排したのである。楓は昭憲《しょうけん》皇后（明治天皇の正妻）の印章であり、かつ貞明《ていめい》皇后が全国のハンセン病療養所に楓を贈ったことにちなみ、新たな名称を楓十字会とした。これにより機関紙も『日本MTL』から『楓の蔭』に改称された。こうして日本MTLは「皇室の御聖徳」を仰ぐという姿勢を会名と機関紙名により鮮明に打ち出したのである（「会名並に会誌改称」『楓の蔭』一一七号、一九四一年一月）。改称に際し、「新体制と共にアジア共栄圏の拡大され、隣邦支那に於ける癩友達の問題を一日としてゆるがせにすることは出来得ない。救癩運動の大使命はいよ〳〵重且《かつ》大であります」との決意が示された（「編輯後記」、『楓の蔭』一一七号）。「救癩事業の大東亜圏内諸国への進出」が目指されていく（「廿七世紀救癩運動への希望」『楓の蔭』一一九号、一九四一年三月）。楓十字会の精神は日本、「満州」、中国三国のハンセン病患者が「皇室を尊び、キリストの愛を讃美」する日の実現にあると説明されていく（原田嘉悦「楓十字の精神」『楓の蔭』一一〇号、一九四一年四月）。この年の「癩予防週間」（貞明皇后の誕生日である六月二五日を中心とした一週間）には「友邦支那に、南洋に、印度《インド》に、我が仁慈に富む皇室の恩化を伝へ布《し》いて、真に興亜の盟主たる責任をつくさうではないか」と呼びかけていく（「癩予防週間」、『楓の蔭』一一一号、一九四一年六月）。

さらに一二月八日、対米英戦争に突入し、日本軍がマレー、フィリピン、インドネシア、ビルマへと侵攻すると、楓十字会は「今日は比島ゆきの医療団を送り、明日は馬来《マレー》行きのそれを見送る感激の日」の実現を夢想するようになる（「夢の実現」、『楓の蔭』一二〇号、一九四二年一月）。しかし、こうした主張は単なる夢ではなかった。一九四二年二月頃、楓十字会の理事長賀川豊彦は厚生省を訪れ、予防局長高野六郎《たかのろくろう》に、ハンセン病患者数が「世界の七・八割を占めてゐる南方問題」への取り組みを進言し、高野も「近日中に衛生技師を現地に派遣することになるだらう」と答えている（「編輯後記」『楓の蔭』一二二号、一九四二年三月）。

一九四二年五月、楓十字会は、全国各地のMTL系組織と統合されて日本救癩協会に改組されるが、「我日本救癩協会も改名と共にその使命の大きなこと、為さねばならぬ大東亜建設の一翼を担ふ」との決意を表明した（「編集後記」『楓の蔭』一三七号、一九四二年九月）。六月二五日、東京・霊南坂《れいなんざか》教会で講演した賀川豊彦は、「大東亜共栄圏」への「救癩」を訴え、「南十字星を仰ぐ南方共栄圏内」に対し、「日本の基督者が生命を掛け《ママ》てやらなければならぬ」と断言した（賀川豊彦「大東亜共栄圏内に於ける救癩問題」『楓の蔭』一三五号、一九四二年七月）。宮川量の要望を受け、『楓の蔭』は「大東亜の癩の頁」を設け、情報を掲載するようになる（東洋癩生「大東亜癩問題研究会の提唱」『楓の蔭』一四一号、一九四三年一月）。

　このように、日本ＭＴＬ・楓十字会・日本救癩協会は、日中戦争勃発以来、「東亜の癩」、さらには「大東亜の癩」の日本による「救済」を主張し続け、日本の絶対隔離政策を中国、さらには東南アジアに拡大することを求め続けた。しかし、現実におこなえたことは限られていた。たとえば、日本救癩協会は、中国・山東省の療養所に大風子油《たいふうしゆ》を供給する費用を負担しているが（「北支への一石」『楓の蔭』一五二号　一九四四年一月）、それ以外には、すでに述べたように、会員の軍医が任務の合間に中国各地のハンセン病療養所を訪れている程度であった。そうしたなかで、これも実現には至らなかったが、日本のハンセン病患者を戦争に動員することをねらった「救癩挺身《ていしん》隊」構想に、有力な楓十字会・日本救癩協会員が関わっていることに注目したい。

「救癩挺身隊」構想

『楓の蔭』一三三号（一九四二年四月）に、青森市にある松丘保養園の医務課長内田《うちだ》守《まもる》の「西南太平洋の救癩と『廃者の花園』読後感」が掲載された。内田は楓十字会員であり、光田健輔を深く敬愛していた。そうした内田が、この小論のなかで「万一彼地《かのち》で癩を感染した日本人があつたならば、現地の療養所に入院して、其《そ》の地の患者達を指導して、やがて渡来するであらう内地からの医者其の他の経営者を補佐して貰へるならば非常に都合よく行くのではないか」と、問題を提起した。それは、まさに患者の戦争動員案であった。

同じ頃、長島愛生園医官早田皓《ひろし》も東南アジアに日本・朝鮮の軽症患者三〇〇〇人を動員することを提唱した。それは、三〇〇〇人の患者に、医学や熱帯地方の農耕、機械工学などの簡単な知識を与え、「個人主義を排撃した精神的猛訓練」を施して「救癩挺身《ていしん》隊」を組織し東南アジア各地に派遣、現地の患者の看護に当たらせようという計画であった。早田は「全国十二ケ所に世界に比類なき患者の楽園を築き上げた、日の本の癩者達は、御恵を遠く救はれざる民草に及すべき大使命を負はされて居る。救癩挺身隊の出現之こそ日の本の癩者に生れた幸を体得する日でなくて何であらう」と訴えた（早田皓「誰が東亜の癩を戡定《かんてい》するか」、『愛生』一二巻四号、一九四二年四月）。

ここに示された「救癩挺身隊」という構想は、決して早田の思いつきではなかった。内田や早田の論稿が発表された直後の一九四二年五月、長島愛生園事務官に復帰していた宮川量が、茨城県東茨城郡下中妻村内原《うちはら》（現水戸市）にある満蒙《まんもう》開拓青少年義勇軍訓練所（通称「内原訓練所」）を訪れている。宮川は、帰園後、愛生園に対し「復命書」を提出しているので、これは宮川の私的な訪問ではなく、愛生園から出張を命じられてのものであった。宮川の出張の目的は、困苦欠乏を喜びとする内原訓練所の精神を愛生園の青年職員や青少年患者の指導法に導入しようというのであったが、彼は「復命書」のなかで、こうした青少年教育は「東亜ノ癩ノ戡定」のためにも必要であると報告している。すなわち、宮川は「救癩挺身隊」に内原訓練所の訓練を導入することも考えていたのである（宮川量「復命書」〈長島愛生園愛生編集部所蔵〉）。すでに、「救癩挺身隊」構想は具体化に向けて動き出していたのである。

宮川は、愛生園の患者に対しても、「日本の癩救済は諸君の自覚挺身なくして完成出来ぬ如くに、大東亜癩救済も君達の協力なしには実現出来ぬ」「一つの療養所から少数有能の職員と若干名の病友を以て一部隊を編成する。かくして命令一下《いっか》出動、最も費用のか、らぬ模範的自給自足の医療所を建設する」「八紘一宇《はちこういちう》の理念さらに我等に尊い皇室の御仁慈がある。これを大東亜の病める兄弟姉妹に頒《わか》ち与へ、共に大恵に浴さしめたいものである」と、「救癩挺身隊」への参加を呼びかけている（東洋癩生「大東亜救癩進軍譜」『愛生』一三巻一号、一九四三年一月）。また、大島青松園長野島泰治《のじまやすはる》も「内地療養所の職員は勿論《もちろん》のこと、時と場合に依《よ》つては患者自身南方挺身の必要も起るかも知れぬ、今は其の準備研究の時と云つてよいであらう」と述べている（野島泰治「決戦下癩の行くべき道」『楓の蔭』一四九号、一九四三年一〇月）。「救癩挺身隊」構想は現実味を帯びてくる。

「御歌」海を渡る

こうしたなか、『楓の蔭』一三九号（一九四二年一一月）の巻頭に『御歌』海を渡る」と題する次のような詩が掲載された。作者は、多磨全生園の入所者である三井平吉で、同園の雑誌『山桜』二四巻一〇号（一九四二年一〇月）に掲載されたものを転載したのであった。今、その一部を紹介しよう。

われわれはいま、胸に一万五千の「日の丸」の御旗をかざして待機してゐる。
もし　命ぜられて　許されて　日本の癩者が海を渡る日が来たら……
一万五千の一割を送らう。
そいつらはなんでもできるぞ。　癩も軽症だぞ。　癩兵もゐるぞ。　農業技手も、教員も、作家も、詩人も　あらゆる部門にわたつてのよりすぐりの日本人ばかりだぞ！
用ひてくれるなら……　送つてくれるなら……
日本の癩者は　南の　北の　海の向ふの癩者を統《す》べさせてくれるなら……
腐つた体のなかにも　本当の日本人がゐることをさとらせてやるぞ。
兵隊が強いだけぢやない。銃後の備へが完全なばかりではない。
誇るべし、日本には……　日本の癩者には……
「御歌」があるのだ。
「御歌」を奉じ
「御歌」の精神を体した一万五千の使途たちがゐるのだ。
ああ！　小さな船に「日の丸」をおしたてて
日本の癩者が　海を渡る日はさう遠くはあるまい。
ああ！　その日！　癩者海を征《ゆ》く日こそ　大東亜三百万のはらからが　東方の太陽を
……
「御歌」を……拝する日なのだ！

世界の半数の同胞が　号泣する日だ。　待ちどほしいぞ。

癩者海をゆく日！

「御歌」海を渡る日！

「御歌」とは、一九三二年一一月一〇日に貞明皇后が「癩患者を慰めて」と題して詠んだ「つれづれの友となりても慰めよ　行くことかたきわれにかはりて」という歌のことである。三井の詩は、日本のハンセン病患者が「大東亜共栄圏」に渡り、現地の患者を統制し、皇室の恩を広く伝えようという思いを表している。まさに、「救癩挺身隊」に参加しようという患者の声である。隔離されたなか、ようやく国に奉公できるという喜びを歌っている。楓十字会は、この詩について「我等は海を渡つて救の手を与へと叫ぶ声を聞きつゝ幻を見てゐる　必ずや世界の盟主日本をして神様は共栄圏内の癩問題の解決の方法を示されること、信じ、進むべき最善の道に邁進《まいしん》しつゝある」と、賛同の意思を示している（「編輯後記」『楓の蔭』一二三九号、一九四二年一一月）。

三井だけではない。星塚敬愛園のある患者も「嗚呼《ああ》！　彼の日、南方救癩の熱意と信念に燃えた開拓挺身隊を満載した癩輸送船が、御歌をかゝげて世紀の海を！　堂々と渡る栄光のその日は決して痴人の夢ではなく、現実に然《しか》も近き将来に必ず来るべき光栄の日である」と、その熱い思いを語っている(「南方救癩に処する我等患者の心構え」『愛生』一三巻三号、一九四三年三月)。

また、台湾の楽生院に隔離収容されていた牧師でもある小倉渓水も、「救癩挺身隊」構想に期待を抱いた。小倉は、そのときの経験を次のように回想している。

セレベス島に日本軍政部の手によつて癩療養所を設置する計画が進められ、既に一人の事務官が海路で現地に向つていた。また一人の医官は飛行機で現地に向う途中、台湾に立寄り楽生院を視察した。職員のFがそれに刺戟せられ私に向つて、「俺も行きたいがあなたも行きませんか。あなたのことを話して置きましたよ。若《も》しセレベスへ行く決心がつけば一度内地へ帰つて家族の人々に最後の別れをして来なさいよ。一時帰省の手続きは僕がよきように取り計らいます」と言つてくれた。私も大いに乗り気になつてその準備に取りかかつた時、F氏が応召されて航空隊に入隊したので南方行きは全く頓挫《とんざ》した形になった(小倉渓水『瀬戸のあけぼの』基督教伝道書会、一九五九年)。

松丘保養園では、戦争が激化するなか「国家の廃人に過ぎない自分の存在」を悲観したひとりの患者が「癩者吾が屍《しかばね》真先に踏み行きて　仇《かたき》てう仇を撃ち統べ給へ」の歌を遺し自殺した（中條資俊「自決療友の心情に寄す」『甲田の裾』一六巻三号、一九四四年三月）。「救癩挺身隊」構想は、隔離されたハンセン病患者が抱いた、自らも戦争に参加して平等な「皇民」として扱われたいという思いを刺激し、具体化に向って走り出していた。しかし、結局、「救癩挺身隊」は実現しなかった。以後の戦局の悪化により、国家にとり「大東亜共栄圏」の「救癩」どころではなくなったからである。小倉も、再度、南方渡航を試みるが、戦局の悪化により「南方航路は、軍事公用以外には乗船不可能」となり、一九四三年末、渡航を断念している（小倉渓水前掲書）。

中国占領地の隔離政策

占領下の療養所

では、日本占領下にあった中国のハンセン病療養所は現実にどのような状況に置かれていたのか。ハンセン病患者が多いとされた山東省《さんとう》では、各地に「癩院ありしも事変後次第に閉鎖されつゝあり」という状況であり（深見一満「北支山東省の癩に就て」、『レプラ』一四巻一号、一九四三年一月）、北京大学医学部皮膚科泌尿器科教授の三浦修は、「北支」では「救癩施設は甚だ不充分なばかりでなく、今次事変勃発漸次縮小或は閉鎖の傾向が看取される様になつたことは遺憾」と嘆いているが（三浦修・王双元「北支の癩に就て」、『レプラ』一五巻六号、一九四四年一一月）、以下、いくつかの具体的な事例をあげておこう。

江西《こうせい》省にあり、江西痲瘋《まふう》救済会（「痲瘋」とはハンセン病を意味する）が経営する南昌痲瘋病院（九八人収容）は、一九四〇年九月、この都市を占領した陸軍憲兵隊南昌隊により「敵産」として接収された。以後、同院は、同仁会（一九〇二年に日本の医学界と東亜同文会が中国に設立した医療事業機関）の九江診療防疫班南昌分班の管理下に置かれていく（高田之「癩ニ関スル調査報告」、興亜院華中連絡部『疾病予防ニ関スル基礎的調査報告』、一九四三年）。こうした措置はほかの療養所にも適用されたと考えられるが、では、日本軍は、こうした療養所の安全を保障したのだろうか。

略奪されたハンセン病療養所

一九四一年一月一八日、駐日フランス大使シャルル・アルセーヌ・アンリーは日本の外務省に対し、前年七月、広西省にあるフランス人神父が経営する「亭涼癩病院」で、日本軍の将兵が神父に暴行を加え略奪をおこなったことに対し抗議し、損害賠償を求めている。アンリーの書簡によれば、それは次のような事件であった。

一九四〇年七月初め、「亭涼癩病院」がある広西省綏緑県模範郡が日本軍により占領された。七月七日、院長のマイヨー神父は日本軍部隊を訪問し、患者数・看護婦数・使用人数を報告するとともに防犯上の理由で拳銃二挺、猟銃一〇挺ほかを保有する旨を伝えた。

二日後、一二人の日本兵が病院を訪れ、マイヨー神父に院内を案内させた。このとき、神父がすべての武器を申告し提示した。猟銃はすべて破壊されたが、小銃については破壊しないよう懇願したところ聞き入れられ、兵士たちは挨拶をして辞去した。さらに、一二日に三二人の日本兵が同院を訪れ、神父が隊長の尋問に答えている間に、兵士たちが略奪を開始した。神父は残された九挺の小銃と二挺の拳銃を提示したが、隊長は他にも武器があるかどうかを質《ただ》し、あれば提示するように求め、それが不可能だとわかると、数回にわたり神父を殴打、他の兵士も神父を殴り、肝臓に一撃を与えた。副院長のビュロー神父も腕時計など多数の私物を奪われた。その後、日本軍部隊はすべての小銃を破壊し、拳銃二挺を奪って退去した。略奪されたものは、拳銃のほか、時計複数、目覚まし時計複数、万年筆複数、衣類複数、布団複数、蚊帳複数、裂地であった（「支那事変　第三国人関係事故及被害関係（派遣軍行動ニヨル事故ヲ含ム）仏国人関係」、「外務省記録」〈外交史料館所蔵〉）。ハンセン病療養所もまた日本軍の略奪の対象とされたのである。

隔離しない療養所

このように、中国のハンセン病療養所のなかには日中戦争下、存亡の危機に瀕するところもあった。対米英戦争開戦後の一九四二年八月～九月、軍医として中国山東省に派遣された多磨全生園医官藤田敬吉は同省にある四か所のハンセン病療養所を訪れている。その記録「山東省の癩に関する調査」（『レプラ』一四巻三号、一九四三年五月）から、当時の療養所の実情を見てみよう。

藤田が訪れたのは、済南《さいなん》・滕《とう》県・兗《えん》州・青《せい》州の四療養所であった。まず、最初に訪れた済南癩瘋院は一九二六年に斎魯《さいろ》大学医学院の附属として設立されたもので、斎魯大学はアメリカ系であったため、日本軍により資産凍結され、燃料にも困るような状況に追い込まれていた。かつては斎魯大学医学院のイギリス人教授が治療に当っていたが、日英開戦で帰国したため、藤田が訪れたときは中国人医師ひとりが治療に当っていた。入院患者は男性のみ二三名で、軽症者が重症者の看護をしたり、農業・園芸・機織《はた》り、あるいは山羊《やぎ》・鶏・蜜蜂の飼育などの労働に従事していた。医薬品も不足し、藤田は「治療設備も気の毒な程貧弱」と同情の念を禁じ得なかった。

藤田が次に訪れたのは山東省の南部、滕県にある山東省中華基督《キリスト》教癩瘋院である。ここは一九一七年にアメリカ人宣教師により設立された施設で、華北《かほく》神学院と同じ経営であった。男女約一五〇名の患者を収容していたが、経営は苦しく、一九四一年二月に解散、藤田が訪れたときには老人、重症患者、帰る場がない者など二〇名ほどが残り、華北神学院の有志の義捐金《ぎえんきん》で生活費が補助されていた。中国人の院長はいるものの、職員はひとりもおらず、週に一回、滕県華北医院の医師が治療に訪れる程度であった。また、日曜日に牧師が説教に訪れてはいるものの、治療施設も医薬品もほとんどないという状況であった。患者は特に仕事もなく、小鳥を飼う鳥籠が目に付いた。藤田はここで出会ったひとりの患者が「此の付近に居る乞食で、収容患者ではなく遊びに来てゐるのだ」と聞かされ、驚いている。

さらに藤田は、兗州で、一八二八年にカトリック教会が設立したという古い歴史を持つ聖ヨゼフ癩病院を訪れる。ここには三名のドイツ人修道女とひとりの中国人修道女がいて、ひとりのドイツ人修道女が医師であり院長格となっていた。中国人修道女は、終始、患者と寝起きをともにしているという。土間にベッドを数個ずつ置いた病室が数室ずつで一棟をなしており、治療室は狭く、医薬品も僅かであった。歴史のあるこの病院でも、「金と薬の不足」で修道女たちは困っていた。患者は、小さな手仕事や雑談で日を過ごし、女性患者は洗濯や裁縫などもおこなっていた。畑にはトマトも栽培されていた。

藤田が最後に訪れたのは青州痲瘋療養院であった。ここは一九三六年に周辺住民の寄付により設立されたもので、一九三八年からはイギリスＭＴＬの援助を受けていた。当初は三〇名ほどの患者を収容していたが、経営は苦しく、藤田が訪れたときの在院者は男性ばかり一五名に減り、軽症患者は畑仕事をおこなっていた。職員は留守番役のような老人と四〇歳代の男性だけで、週に一回、医師が訪れ治療する程度であり、責任ある職員がいないため、患者の入退院も管理できず、通院患者も記録上は八八名いるものの、来たり来なかったりという状況で、入院希望者があっても収容能力がなく、また、食糧や薬品も不足しているため退院する者を引き止めることもできていない。藤田は「病室は長さ一〇間あまりで二部屋に分かれた大部屋に、粗末な寝台が数個ずつ壁によせて、てんでの向きに置いてあるので、ここを見ただけでも、わびしい廃院の感を深くした」との感想を記している。

藤田が訪れた四施設を見ても、中国のハンセン病療養所は経営的に苦しく、患者の隔離は徹底していないことがわかる。いや、キリスト教の精神で運営されているこれらの施設には、もともと日本のような絶対隔離という発想自身が存在していなかったのである。ハンセン病患者の隔離がなされていない地に日本軍が侵攻していたのである。

絶対隔離の導入

日本の絶対隔離政策の指導者であった長島愛生園長光田健輔は、このような中国に、日本の手で隔離施設を拡張していこうと考えた。日中戦争勃発《ぼっぱつ》後、光田は「支那癩の救済は早晩日支人の負担であらねばならぬ」「日本的なる自給自足の家族主義の癩療養所が中支南支到る処に計画せられん事を切望する」と述べ、中国占領地にも日本の絶対隔離政策を及ぼす意図を明らかにしている（光田健輔「支那百万の癩を如何にすべきや」『愛生』九巻一号、一九三九年一月）。光田は「世界の癩をなくする為《た》め」にはインドと中国の「両病竈《りようびようそう》の浄化が先決問題」と考え、インドではイギリスによって施策がなされているのに対し、中国では不十分とし、「東亜新秩序の建設の『プラン』」のなかに「年々一万人の新収容者を増加するとして十年十万人を摂取収容する」計画を企画に盛り込むべきだと述べ（光田健輔「支那の癩」『愛生』一〇巻二号、一九四〇年二月）、「世界浄化」を掲げて「私共は東亜新秩序の建設の為めに三千年支那国民を苦しめた癩と云ふ悪疫を根滅すべく各自の適当なる場所を選んで避癩所を計画すべきである」と力説した（光田健輔「支那の癩を如何に処置すべきか」『日本ＭＴＬ』一一二号、一九四〇年八月）。

しかし、光田が中国のハンセン病患者の隔離を強く主張するのは、日本軍将兵のためである。「内地に帰還した傷兵の数百は大部分極めて初期の癩であつて、現に其の約百人は癩療養所に収容せられてゐる。之れは出征前内地で既に感染した潜伏期の者ばかりであつたと誰が判定を与へ得るものがあるか」と述べているように（光田健輔「百万人の支那癩への関心」『日本医事新報』九三三号、一九四〇年七月二七日）、光田は、中国のハンセン病患者から日本の将兵が感染することを強く恐れていた。この点については、九州療養所長宮《みや》崎松記《ざきまつき》も「支那の癩は四億の同胞の保健の意味から言つても又我国の大陸進出の自衛上から言つても、看過出来ない重大問題である」と述べている（『日本MTL第百号に希望と回顧』『日本MTL』一〇〇号、一九三九年七月）。

対米英開戦後の一九四二年三月、光田は、「癩は予防的隔離により根絶を期すべきは過去千有余年の経験により得たる金剛不壊《ふえ》の原則」で、「之を実行するに当りては一見すれば人権の圧迫と個人経済に対する大なる打撃であるけれども、併《しか》し放任して他に感染せしむる時は大乗的の見地からして人類の忍ぶべからざる人道の汚辱」だとする持論を述べ、中国の占領地の「救癩施設の強化拡充」を再度、強調し、海南島《かいなん》に「模範的の療養所を造る」ことを提案し（光田健輔「大東亜聖戦下に於ける占領地癩問題の処理」『楓の蔭』一三一号、一九四二年三月）、さらに「厦門《アモイ》、広東《カントン》、広西の如き多癩の地を清むる為め此地に癩療養所を拡充強化するは支那国民の義務」「共栄圏内国民として当然の義務」とも言い切った（光田健輔「内地に於て癩の絶対隔離の範を示すべし」『楓の蔭』一三三号、一九四二年四月）。

すでに、一九三九年二月、日本軍が海南島を占領したとき、光田は、この島にマラリアの治療薬のキニーネや、ハンセン病の治療薬大風子《たいふうし》の木を植えることを提案していたが（光田健輔「海南島を如何に利用するか」『日本MTL』九六号、一九三九年三月）、ここに至って、海南島を絶対隔離の島にすることを求めたのである。

一九四三年五月四日、光田も参加して長島愛生園で開催された同園と邑久光明園《おくこうみょうえん》・大島青松園《おおしませいしょうえん》の三園による第一回三療養所癩集談会の場では、「南方癩」について討議し、中国・ビルマ・インドなどに一万人を収容できるハンセン病隔離施設を建設すること、そしてそのために「軍部の協力を得」ることで合意していた（『レプラ』一四巻六号、一九四三年一一月）。さらに、同年七月一四日、光田をはじめ、国立ハンセン病療養所の所長は連名で、「大東亜癩絶滅ニ関スル意見書」を陸相・海相・大東亜相・厚相に提出し、日本軍将兵への感染を防止するために一万人以上の患者を有する地域では隔離施設を設置する土地を獲得するように求めている（「大東亜癩絶滅に関する意見書」『レプラ』一四巻四号、一九四三年七月）。

南京の光田健輔

以上のような計画の一環として、一九四四年二月二四日、光田健輔は南京を訪れた。当時、南京には日本の傀儡《かいらい》政権である中華民国政府（汪兆銘《おうちょうめい》政権）が置かれていて、光田が南京を訪れたのも「汪兆銘氏を動かして癩予防法を敷かせん為」で、この計画に衛生署長陸潤之も賛成したというが、このときはまだ、法制定には至らなかった（光田健輔「中華民国の癩に就いて」『愛生』五巻八号、一九五二年八月）。

南京到着後一か月間、光田は南京周辺のハンセン病療養所を視察している（光田健輔「中支一ヶ月」『愛生』一四巻四号、一九四四年四月）。そのなかで、光田は一九〇九年にイギリス人ナードカンにより設立された杭《こう》州痲瘋院（五八人収容）を訪れる。この病院は、対米英戦争勃発後、イギリス人が退去したため、「敵産」として日本軍が接収、やはり、ここも同仁会に経営が委託されていたが、「同仁会ハ目下医官ノ不足ノ為此方面ニハ手ガ廻ラヌ」状態で、「一人ノ支那青年薬局生ニ委シテ顧ラレヌ有様」となっていた。光田も「患者全体不潔デ、丘陵地ニテ井戸ハナク各建物ノ屋根ヨリ雨水ヲ集メタンクニ入レコレヲ使用スルモノ、如シ、従ツテ入浴等ハアマリシナイ様デアル」と、その劣悪な環境について記している。そのほか、光田が訪れた上海中華痲瘋療養院（一二〇人収容）も、「医者ハ此《この》病院ニ誰モ出入セズ」という状況で、いずれも医療環境は劣悪であった。

また、光田は精神病院であった蘇《そ》州福音《ふくいん》病院も訪れている。この病院は、一八九六年にアメリカ長老派教会のM・B・ヤングにより設立されたものであるが、日中戦争で破壊されていた。光田は、この病院には一〇〇〇人のハンセン病患者の隔離収容が可能だとして、大修理を施してハンセン病の隔離施設として使用しようと計画するが、蘇州総領事館からは財政的に修理は不可能と回答され、蘇州の日本軍司令部営繕課からも「原形ニ回復センコトハ思ヒモ寄ラヌ」とあしらわれてしまった。結果的には、光田の計画は実現しないが、このように、光田は、日本軍占領下の中国でも絶対隔離政策を進めようと奔走していたのである。

光田は、二月二六日、衛生署長官陸潤之に面会し、「由来東亜諸国は癩の源泉地と目せられたけれ共《ども》日本に於ては最近朝鮮、満州、台湾、南洋委任統治領の浄化を完了し、将《まさ》に東亜各国の癩事業を検討し、其の対策に参加するの機運に際会し、我等の同志は西南方諸国に於て有益なる貢献を各国政府に為しつ、ある」と豪語した。光田の「大東亜共栄圏」全域に絶対隔離政策を徹底させようとする意欲は健在であった（光田健輔「中国癩視察報告書」〈長島愛生園所蔵〉）。そして、一九四四年の光田の南京訪問と連動するように、同年、日本の傀儡《かいらい》国家「満州国《まんしゅう》」でも隔離が強化されていた。

「満州国」の隔離政策

満州癩予防協会の設立

一九三三年九月一一日、ひとりの牧師が「関東州」の大連《だいれん》に到着した。MTLの会員で静岡其枝《そのえだ》基督《キリスト》教会の飯野十造である。飯野の旅の目的は「癩問題を解決せんため」であった（飯野十造「満鮮旅行」『あかし人』六〇号、一九三三年一二月）。これまで、飯野は静岡の安倍《あべ》川畔に集まっていたハンセン病患者のためにクリスマス会を開いたり、全国のハンセン病療養所に静岡名産のお茶を贈る運動を展開するなど、隔離を前提にしたハンセン病患者への慰安活動をおこなってきた。飯野をこうした行動に駆り立てたのは、皇室への尊崇の精神であり、特に、一九三一年、貞明《ていめい》皇后が癩予防協会設立のために基金を「下賜《かし》」し、さらに「癩患者を慰めて」と題し「つれづれの……」の歌を詠むと、これに呼応して、「皇恩」に感謝するため御坤徳《こんとく》礼讃会を組織していた。飯野は、ハンセン病患者を憐れむ「皇恩」を「満州」にも及ぼしたいと考え、大連に向かったのである。

飯野はハンセン病患者の隔離の必要を関東庁や満鉄《まんてつ》に訴え、その粘り強い説得が功を奏し、九月二八日に大連市の市長、修養団理事長、医師会副会長、社会事業協会主事、基督《キリスト》教青年会総主事、全満州連合婦人会長らが集まり満州癩予防協会の設立を決定、一〇月八日には、満州癩予防協会主催、大連市役所・警察署・民政署・医師会・社会事業協会・満鉄・満州日報社・大連新聞社後援によりハンセン病の講演会が開かれた。飯野は「愛の火は投ぜられ勝利を獲得した」と感激し、次の目的地「満州国」に向かう。そこでも飯野は新京《しんきょう》、ハルビン、奉天《ほうてん》などでハンセン病患者の隔離を求める講演をおこなっていた（飯野前掲「満鮮旅行」）。

もちろん、満州癩予防協会が設立されたからといって、すぐに「関東州」でハンセン病患者の隔離が開始されたわけではない。しかし、すくなくとも満州癩予防協会は「関東州」の大連に置かれていたのであるから、以後も「関東州」で、ハンセン病患者が放置されていたとは考えられない。現時点での数少ない手がかりのひとつが、満州社会事業協会編『満州社会事業年鑑』一九三五年版にある満州癩予防協会に関する「本年五月大広場付近に於て癩患者を発見、本協会は各方面に折衝の末、漸《ようや》く本協会理事恩田明氏所有万家嶺日高農場に、仮収容所を設けて之を患者の療養所に充て」たという記述である。一九三五年には「関東州」に「仮収容所」が存在したということになる。

この「仮収容所」があった万家嶺とは「満州国」の領域になる。満州癩予防協会ではこれを機にハンセン病療養所の建設を求め、大連市会に建議、一九三六年二月、この建議案は採択された。当時の「関東州」には日本人七名、朝鮮人三名、中国人二三名のハンセン病患者が確認されていたが、結局、療養所の建設は実現しなかった（満州癩予防協会「満州の救癩運動」『日本ＭＴＬ』六二号、一九三六年四月）。

「関東州」のハンセン病政策を知るもうひとつの手がかりは、一九三六年九月の第三回日満社会事業大会において、議案「満州ニ在ル癩患者ニ対スル収容所設置ノ件」を提出した恩田の発言である。恩田は、そこで「関東州」では、満州癩予防協会を訪れてくる朝鮮人の患者は小鹿島更生園《ソロクトこうせいえん》などに送致し、日本人の患者は日本に送致していると述べている（満州中央社会事業連合会編『第三回日満社会事業大会報告書』沈潔・永岡正巳監修『植民地社会事業関係資料集』「満州・満州国」編二九巻、近現代資料刊行会、二〇〇五年、所収）。これらのことから、「関東州」においても、隔離施設は設置されなかったものの、ハンセン病患者の隔離政策は推進されていたことがわかる。

同康院の開設

それでは「満州国」ではどうであったか。一九三九年（「満州国」の元号では康徳六年）一一月六日、奉天省鉄嶺県《てつれいけん》の松山背《スザンベイ》に「満州国」国立ハンセン病療養所同康院《どうこういん》が完成、落成式が挙行され、一一月二七日より患者収容が開始された。同康院については、満洲国史編纂刊行会編『満洲国史』各論（満蒙同胞援護会、一九七〇年）に「一九三九年二月二三日癩療養所官制を公布、次いで国立癩療養所同康院を鉄嶺県に設けて、患者の収容治療に努めた」と記されているのみで、「満州」の医療史、社会事業史に詳しい沈潔の『「満洲国」社会事業史』（ミネルヴァ書房、一九九六年）、『「満洲国」の衛生・医療政策」（前掲『植民地社会事業関係資料集』「満洲・満洲国」編別冊）などでも同康院についてはほとんど論及されていない。資料的にも、現在、同康院に関する『年報』類などは発見されていない。

こうしたなかで、同康院の実態解明に向けた貴重な手がかりとなるのが、一九四〇年五月に同康院が発行した『慈光』という四二頁の冊子である。

この『慈光』に長島愛生園長光田健輔の「聖業翼賛」という小文が掲載されている。これは、同康院の二代目院長となった長島愛生園医官難波政士への送別の詞であるが、ここで光田は同康院開設までの経過について触れ、同康院開設の功労者として、「満州建国の始めに内地で癩絶滅期成同盟会を組織して活躍をして現癩予防協会の先駆を為し」「満州国」の要職に就いた和泉徳一、「満州に癩予防の宣伝を為し要路の人を歴訪した」飯野十《いいのじゅう》造《ぞう》、そして鳥取県警察部長として「無癩県運動」に「尽瘁《じんすい》」した後「満州国」の総務庁地方処長となった桂定治郎の三人の名をあげている。

満州癩予防協会が生れても、すぐには同康院は設立されなかった理由について、光田は、「満州医大に二十年前に教鞭を執られた太田東大教授を始めとし歴代の教授は満州に癩の稀なる事を異口同音に唱へられた」ことをあげている。太田教授とは太田正雄《おおたまさお》（木下杢太《きのしたもくた》郎《ろう》）である。事実、前述した第三回日満社会事業大会において、恩田明は「満州ニハ未ダ其ノ患者ガ尠《すくな》イ」ことを認めている。

しかし、恩田は逆に「尠イカラコソ此《こ》ノ癩患者ヲ一ツ所ニ集メテ之《これ》ヲ収容スル必要ガアル」と主張し、「日満両国、或ハ関東州、関東局、満州国ソウシタ要路ノ方々ガ打ツテ一丸トナラナケレバナラナイ」と力説した。恩田は、隔離政策がない「満州」に日本や朝鮮から「相当多数ノ患者ガ家族引キ連レテヤツテ来テ居《お》ル」と危機感を煽ってもいる。結局、この場では「癩予防法制定方ヲ日満官憲ニ請願シ、並ニ患者療養所ノ急速設置方ヲ日満官憲並ニ満鉄会社ニ請願スル」ことを決定したに止まったが、同年一二月二七日、「満州国」政府民政部は「吾国ニ於テハ古来癩病（大痲瘋）ナシト言ハレタルニモ伝染病患者発生報告ニ依レバ其ノ数稍々《やや》多数ニ達シ而《しか》モ輓近《ばんきん》増加ノ傾向著明ナリ　依ツテ報告スベシ」と各機関に訓令している（難波政士「満州国の癩」『愛生』一四巻四号、一九四四年四月）。日満社会事業大会の決定を受けてのことと考えられる。

また、光田は『慈光』のなかで、さらに論を進めて「山東《さんとう》その他の病竈《びょうそう》から来る移民は年々万を以て数える」と述べ、ハンセン病患者が多い中国山東省からの移民が「満州」にハンセン病を蔓延させると警告している。

一方、満州医科大学病院のひとりの医師は、原住の「満州人」はハンセン病に対する免疫はなく、そのなかにはハンセン病患者が存在しているという研究を発表している（K. Y. Yu, *Leprosy Among Natives of Manchuria*, The Journal of Oriental Medicine, Vol. 21. No. 5, Nov 1934）。

このようなことから、現時点ではハンセン病患者が少なくても、将来、激増する虞《おそれ》があるという危機感を高めることにより同康院開設計画が進められたと考えられる。「満州国」民生部保健司医務課長で同康院初代院長となった川上六馬によれば、同康院開設のための予算が計上されたのは一九三八年のことであった（川上「癩療養所設立の喜びを語る」『慈光』）。

「満州国」民生部は、同康院が開設されたら「癩予防法ヲ制定シ国外ヨリノ癩患者ノ入国ヲ禁止スルト共ニ国内ノ癩患者ノ収容隔離ヲ強制スルニ至ルベシ」との方針を示していた（満州帝国民生部編『第二次民生年鑑』一九四〇年）。「満州国」では「癩予防法」は制定されなかったが、患者隔離の強制は実施されていた。

同康院の実態

同康院開設から二か月を経た一九四〇年一月一二日、二代目院長として難波政士が就任する。光田は、『慈光』のなかで「満州国政府より陸軍次官を介して我が難波政士医官の割愛《かつあい》を要請せられた」と述べている。これを裏づける文書が「陸満密大日記」昭和一五年第一冊所収の「日本現職官吏ヲ満州国癩療養所官吏要員トシテ割愛方ニ関スル件」である（防衛省防衛研究所所蔵）。それによれば、一九三九年一〇月四日付で、関東軍参謀長飯村穣が陸軍次官山脇正隆に対し「満州国ニ於ケル癩療養所開設ニ伴フ同所医官補充要員トシテ現国立癩療養所医官難波政士ヲ割愛相受ケ左記ノ通リ満州国側ヨリ申出アリタルニ付交渉方配慮相煩度」との申し入れをおこない、これに対し、一〇月二八日、厚生次官岡田文秀は陸軍次官阿南惟幾《あなみこれちか》（一〇月一四日付で山脇に替わって就任）に対し、割愛を了とする旨を回答、阿南は一一月一日付で、この回答を飯村に伝えている。難波の院長就任については、「満州国」政府から直接、日本の厚生省に要請したのではなく、関東軍と陸軍省が介在していることは明らかである。

では、同康院とはどのような施設であったのか。着任直後、難波は以下のような報告を愛生園に送っている。

何分にも鉄嶺を去る十四里の交通の不便なる山奥です。一週間に一度位しか鉄嶺に出る便がありません。……(中略)……療養所のある所は斯様《かよう》な山の中の盆地です、山の高さも玉島の倍くらいはあります。此の盆地から山を二つ越えると撫順《ぶじゅん》ですが相当な高山でして鈴鹿《すずか》峠と言つた様なもので、数年前迄は馬賊《ばぞく》の巣窟《そうくつ》だつた所ださうです。院敷地は約十万坪で春は相当な農作も家畜もやれる見込であります。物価の高い事はお話になりません、……(中略)……寒さは相当なものでして私の一番驚いたのは鼻の中が凍つて鼻毛がバリバリと音を立てます、寒さの感じも内地とは全然違ひ、針で突差す様な痛い感じです、内地の冬の服装で十分も外を歩けば手足は完全に痺《しび》れて凍傷になります、オーバーも内地の物では駄目、裏が全部毛皮で襟、帽子も毛皮です、鉄嶺に着いた時は電報が山奥まで行かなかつたので出迎もなくマーチヨに揺られて一里計《ばか》り行つた途中で同康院の自動車に遭《あ》つて救はれましたが、あの儘《まま》行つて居りましたら凍死する処で全く死ぬる思ひでした。病院の部屋はペーチカを燃して温かですが、二重窓の硝子《ガラス》に五分位の厚い氷が張ります。看護婦も皆言葉が通ぜず困つて居ります、内地人が居なければ駄目です。収容にもどん〳〵行く心算で居りますが何分にも宿舎に困ります、満人家屋は十坪住宅の様な廉《やす》いものでなく、西鉄寮、日赤寮位のものが一万円かゝるので閉口して居ります、しかし収容に従ひ拡張をやるつもりで居ります

（「難波同康院長よりの第一信」、『愛生』一〇巻二号、一九四〇年二月）。

交通の不便さに加え厳寒の気候に直面した難波の苦悩が伝わる報告である。日本語のわかる看護婦がいないという難波の訴えに応え、翌一九四一年九月、ふたりの看護婦SとYが同康院に赴任している。S・Yはともに家族がハンセン病で長島愛生園に隔離されたため、本人も愛生園の児童施設黎明学園で育てられ、附属の看護婦養成学校で看護婦資格を得ている。

そのうちのYは父と妹が隔離されていた。わたくしは、Yの妹に会い、話をうかがった。妹は一九二七年生まれで一九三四年に愛生園に入所した。姉のYは、看護婦資格取得後、東京にある賀川豊彦が主唱して設立した東京医療利用組合の中野組合病院に勤務していた

が、光田健輔から要請を受け、同康院に赴任したという。光田はSとYへの送辞のなかで、「大陸の療養所に進出する志を立て」「敢然《かんぜん》として五族協和の満州に献身して癩の浄化に当らんとす」と、ふたりが自主的に同康院赴任を希望したかのように述べているが（『愛生』一一巻一〇号、一九四一年一〇月）、妹の話によれば、光田がYに対し「お前らは長島で育ててもらったんだから、どうでも行きなさい」と強制したという。Yは嫌がっていたが、光田に強制されて、赴任に同意した。それを聞いた父親は「他人の子を馬鹿にして」とひどく怒ったという。Yは、父と妹が愛生園に隔離されているなかで、光田の要請を断れなかったのである。

同康院に隔離されたひとびと

それでは、同康院にはどれほどの患者が隔離されたのであろうか。収容患者の定員は六〇名であったが、『慈光』によれば一九四〇年四月頃の段階で、収容患者総数は三一名とされている。内訳を見ると、日本人一名、中国人一〇名、朝鮮人二〇名とされ、地域別では奉天省《ほうてん》から一八名、北安省《ほくあん》から七名、間島省《かんとう》から五名、通化省《つうか》から一名である。「満州」在住の朝鮮人が多く、全体の六四・五％を占めている。間島省では政策的に朝鮮人の移住がおこなわれていた。

このなかで、現時点で氏名が確認できるのは中国人の九歳の少女ただひとりである。彼女は『慈光』に「長島のお友達へ」という小文を寄せている。そこで、彼女は、五人の少年少女が収容されていること、自分は「病院の先生が迎えに来て下さいましたので姉さんと二人で入院」したことを記している。現在、この少女が生存していれば七〇歳代の終わりであろう。駐日中国大使館にこの少女の氏名と若干の情報を伝え、消息を照会したが、回答はなかった。

ところで、「満州」在住の朝鮮人が多い理由について、難波は「癩に対し或る程度の認識を有する半島系満州国人にあつては療養所の設立を知ると同時に率先して入院するもの続出しつゝあり、或は地方官署にその手続方を申込むでゐる」と説明し、「間島省にては此の事が非常に効果的に行はれてゐる」と自負しているが（難波「癩を撲滅せよ」『満州衛生事情通報』六巻九号、一九四一年九月）、日本国内はもちろん、朝鮮・台湾で強制隔離がおこなわれてきた事実を考えれば、これをそのまま信じることはできない。

なお、その後の同康院については、一九四一年末頃の段階で収容患者総数三二名、内訳は日本人五名、朝鮮人二五名、中国人二名という記録がある（同康院「国立癩療養所同康院概況」、『満州衛生事情通報』七巻一号、一九四二年一月）。朝鮮人の比率は七八・一％に増加している。一九四〇年四月頃と比べて、収容患者の多くが朝鮮人であることには変わりがないが、中国人が減少して日本人が増加している。収容患者数は定員の半分強で推移している。

ところが、一九四四年には収容患者が一一七名に激増している。四月時点で公表された数字によれば、内訳は日本人が一六名（出身県別では、鹿児島県三名、長崎県二名、熊本・福岡・山形・福井・岡山・岐阜・青森・長野・沖縄各県・北海道各一名）、朝鮮人が七六名、中国人が二五名である。朝鮮人の比率は六五・〇％と高い。同康院長難波政士は「療養所に於ても極力各方面と連絡を取り実情調査に乗り出し発見の場合は即時送致収容の方法を取つた」と述べ、この年、「満州国」における隔離を強化したことを示唆している。日本人はほとんど自発的な来院者であったという（難波政士前掲「満州国の癩」）。収容された患者は日本人・朝鮮人・中国人の民族別・性別に分けられて起居し、朝八時から夜八時まで農業、営林、看護、畜産、事務などの労働に従事し、「病苦に打克つて増産のため努力」させられた（難波政士「満州国同康院の現況」『愛生』一四巻四号）。同康院でも患者に強制労働が課せられていたのである。

しかし、同年一二月に公表された数字では、入所者数は六四名に減少している。ほぼ定員並みの数字である。このうち朝鮮人は四九名で、七六・六％とやはり高い。日本人と中国人の数は、資料破損のため読み取れない（「療養所近況　満州国立同康院」『楓の蔭』一六一号、一九四四年一二月）。

同康院の終焉

では、同康院は、その後、どうなったのか。これも明確なことは不明である。一九四五年八月八日、ソ連が日本に宣戦布告し、「満州」に進撃を開始したとき、同康院には六〇名前後の患者がいたはずである。敗戦後、傀儡《かいらい》国家「満州国」とともに同康院も消滅したと考えられるが、隔離されていた患者の消息の詳細は不明である。そうしたなか、数少ない手がかりとなるのが、同康院に事務官として勤務した杉村春三が、帰国後に記した林文雄（当時、星塚敬愛園長を病気のため休職し、大島青松園で静養中）宛ての書簡「満州同康院事務官の手記」（『楓の蔭』一八二号、一九四六年一一月）と、晩年に刊行された杉村の歌集『終戦哀歌』（私家版、一九八二年）である。杉村は敗戦時の「満州」で多くの歌を詠んでいる。それらの歌を記したノートは「満州」を脱出する際に破棄せざるを得なかったが、杉村は帰国後、記憶をもとに歌集を復元した。

一九一〇年に生まれ、東北学院大学神学部、青山学院大学哲学科、九州帝国大学文学部に学んだ杉村は、七年間の結核との闘病生活を経た後、星塚敬愛園《ほしづかけいあいえん》（鹿児島県所在の国立ハンセン病療養所）の看護手として勤務、その後、一九四四年九月に請われて同康院に主任事務官として赴任している。まさに、杉村は同康院の終焉《しゅうえん》に至る最後の一年を体験したことになる。

ソ連軍の侵攻が始まっていた一九四五年八月九日、杉村は鉄嶺市に出張中であった。そこで関東軍からの「日系官吏及《および》家族は即時引揚げよ」という命令に接し、電話で同康院に連絡、杉村の妻子は一一日の夜、鉄嶺に到着した。歌集は、一九四五年八月九日、「関東軍軍医部命令来る　奉天省鉄嶺県松山背同康院官舎を出生後四十日目の長男純、母に抱かれ追わるる如く逃る」という叙述から始まっている。

杉村は同康院に戻ることもできず、院長の難波も一三日に鉄嶺に到着した。患者には十分に理由を説明せず別れたとのことである。そして、八月一五日、杉村一家は鉄嶺の難波院長の官舎で「終戦の詔勅《しょうちょく》」を聞いた。以後、杉村ら鉄嶺の日本人は侵攻してきたソ連軍の支配下に入り、同康院との連絡も途絶した。そうしたなか、杉村は八月二九日と九月六日の二度、危険を冒して一四里も離れた同康院を訪れている。そのときの状況を杉村は林宛て書簡で次のように記している。

院は見るかげもなく暴民や馬賊に襲はれ凡《すべ》て廃墟と化し旧態を全く止めず。あらゆる物資は略奪せられてゐました。患者の方には被服食糧薬品等一ヶ年分以上保管の倉庫を解放して渡して置いたのですが、之も大半の暴民に略奪されました。患者の中には射撃され若干名は負傷しました。一日本少年患者は外科室で割腹自殺してゐました。同康院を襲撃したのは、日本の侵略により土地を奪われ、肉親を奪われた中国の民衆である。杉村は、あえて「一日本少年患者は外科室で割腹自殺」と記しているので、まだ、この時点では同康院には中国人や朝鮮人の患者もいたのではないだろうか。別れに際し、日本人の患者は「日本人としての最後を遂げる」と涙ながらに語ったという。

その後、同康院ではなにが起きたか。杉村は「患者らの或《ある》重症患者は自殺し、又は病死し歩ける者は適当に避難しそこで倒れたのではないか」と推測し、「日本軍癩兵の自殺また悲惨」と題する「同康院癩病む兵士敗けし聞き　咽頭突き死して蛆《うじ》わきしきく」という凄惨な歌を詠んでいる。同康院には兵士の患者がいたこと、そしてその患者が自殺したことが記されている。ききとりに応じてくれた「満州」や華北でハンセン病を発症した三人の元兵士は、奉天陸軍病院に送られ、釜山《プサン》経由で日本に送還されているが、ハンセン病を発症した兵士のなかには、そのまま同康院に収容された者もいたのである。台湾では、「南方ビルマ前線で発症して台湾の台北《タイペイ》陸軍病院に護送されていた兵隊が六、七名依託患者として楽生院に送られて来た」という（小倉渓水『瀬戸のあけぼの』基督教文書伝道会、一九五九年）。同様のことが同康院でもおこなわれていたのではないか。

この点について、前述した同康院に赴任した看護婦Yの妹は、戦後、姉から聞いた話として、敗戦時、同康院には四、五名の日本人患者が収容されていて、そのなかには兵士と満蒙開拓青少年義勇軍の隊員がいたと語っている。杉村の歌によれば、「癩病む兵士」は自殺したことになる。また、割腹したという少年は義勇軍隊員であったのだろうか。

「南洋群島」での虐殺

「南洋群島」の隔離

日本は、第一次世界大戦の結果、パリ講和会議で、占領していた赤道以北のドイツ領「南洋群島」（現在のミクロネシアの大部分）の統治を認められ、一九二〇年一二月七日、国際連盟のもとで委任統治することを宣言した。国際連盟規約によれば、委任統治とは、きびしい国際的生存競争のなかで自立できない地域の人民に福祉と発達を図る「文明の神聖な信託」であり、日本には、「南洋群島」のひとびとに対し医療や教育などの「文明」の恩恵を与える善政を敷く義務が課せられた。とはいえ、委任統治は事実上の植民地支配であり、日本は以後、南洋庁を設置し、「南洋群島」の植民地化を進めていく。一九二〇年代後半以降、この島々に対する日本人の移民が急増する。そして日本人移民への感染を恐れて、ハンセン病患者への隔離が開始される。一九二六年、南洋庁は、日本人移民が最も多かったサイパン島にまず療養所を開設、続いて一九二七年にはヤルートのエリ島にも同様の施設を設置した（なお、サイパンの療養所は一九三八年七月に閉鎖され、後述するヤップの療養所に統合された）。

また、日本人移民の増加に反比例するかのように、ヤップ島などでは現地住民の人口が減少していった。国際連盟の常設委任統治委員会においても、この問題は重視され、多数の日本人の移民が現地住民の生活を脅かしているのではないかとの疑惑を生じさせた（「第十六回委任統治委員会経過要録」、「国際連盟委任統治問題一件　委任統治委員会報告書綴」外交史料館所蔵）。南洋庁としては、人口減少の原因を他に求めなければならなかった。

そこで目をつけたのが、現地住民の劣悪な健康であった。一九二九年一一月～一九三〇年二月には、人口減少が著しいと指摘されていたヤップ島で、南洋庁のヤップ支庁とヤップ医院が合同で現地住民の健康調査をおこない、人口減少の原因を結核や淋《りん》病の蔓延《まんえん》、そして「血族結婚」に求める結論を出し、さらにハンセン病による生殖器発育不全による出生率の低下も指摘した（藤井保「『ヤップ』島本島々民『カナカ』族出生低率ニ関スル調査報告」、南洋庁警務課編『南洋群島地方病調査医学論文集』三輯、一九三四年）。南洋庁は、人口減少の原因を現地住民の健康状態に結びつけるためにも、ハンセン病対策をさらに進める必要に迫られ、一九三一年にパラオのゴロール島に、一九三二年にヤップのピケル島に、それぞれハンセン病患者の療養所を開設した。こうして南洋庁のもと、四か所のハンセン病療養所がつくられたのである（なお、戦争末期にはポナペ島にも療養所が仮設された）。

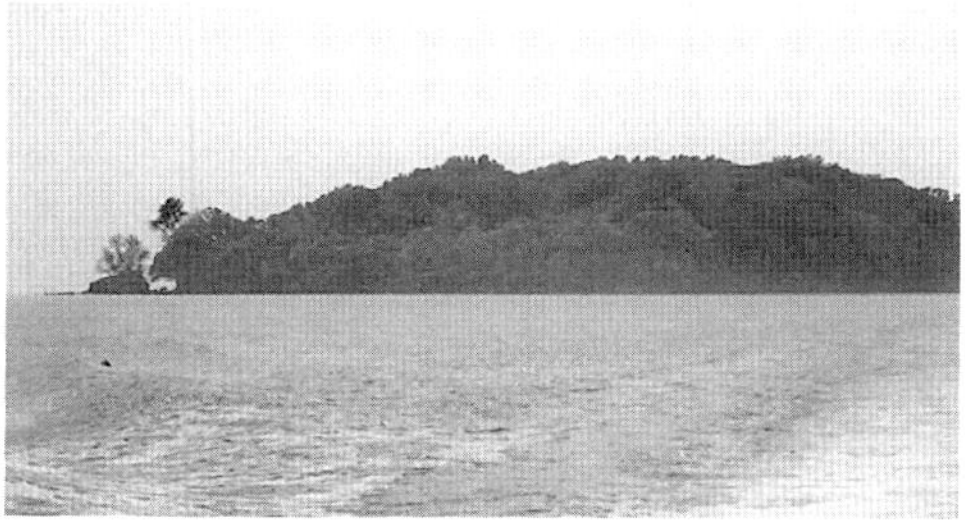

図９　ゴロール島

これらの施設には医師・看護婦は常駐せず、月に一～二回、医師・看護婦が施設を訪れ薬品や食料を届けるというものであった（木村博「南洋マーシャル群島ヤルート支庁管下癩患者隔離療養所の現況」『南洋群島』四巻三号、一九三八年三月）。

医師・看護婦が常駐しないため、患者の家族なども看護人として同居することを認められ、費用は恩賜《おんし》財団慈恵《じけい》会という社会事業団体が負担した（南洋庁編『南洋庁施政十年史』一九三二年）。収容された患者数は、一九三七年が最多で、四施設合計で六八名である。

隔離された患者は、外出することを許されなかった。一九三五年、内務省衛生局の伊原安固は、ヤルートの療養所につ

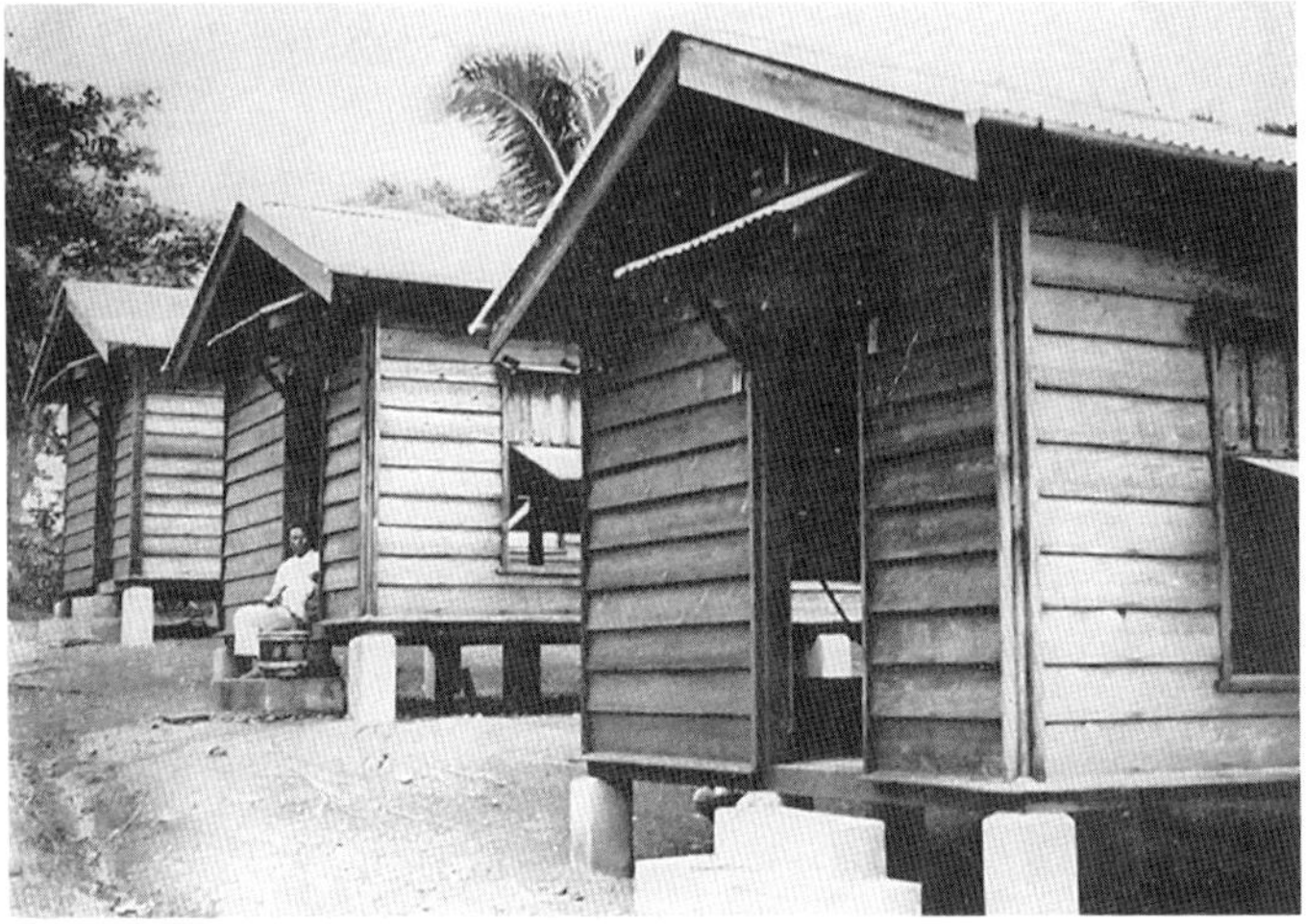

図10　パラオ癩療養所（南洋庁警務課『南洋群島地方病調査医学論文集』2輯，1934年）

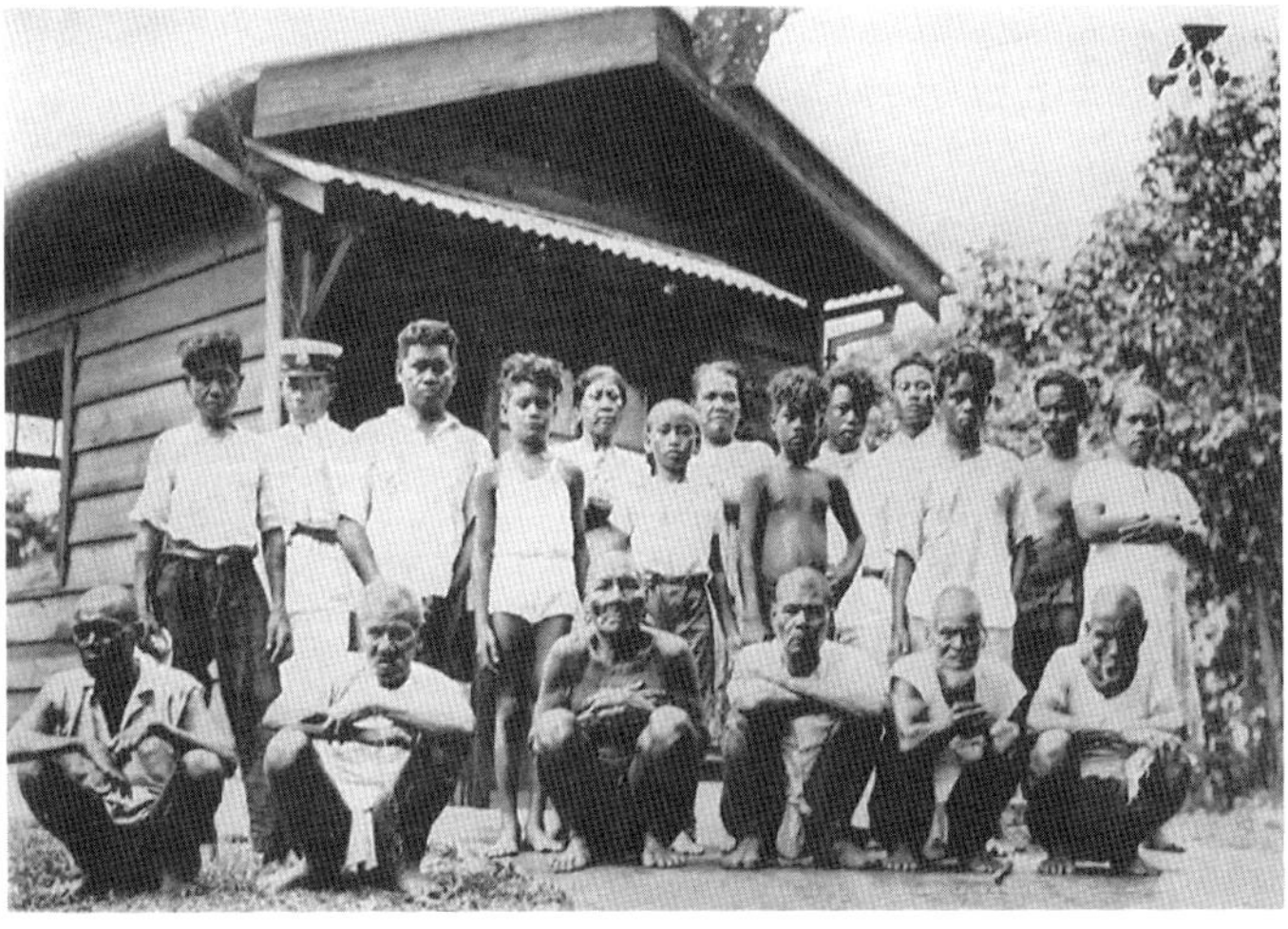

図11　ゴロール島に隔離されたパラオのハンセン病患者（1934年）（同上）

いて、次のように報告している。

外界とは絶縁せしめ公衆の出入を禁じ患者はエリー島、エニブロー島外に交通せしめざる様に為し居れり。エリー島及《および》エニブロー島官有椰子《やし》林は、療養所の附属とし其《その》産出椰子果は収容患者の食料として官給し、看護人に対しては看護の傍《かたわら》各自適当なる作業を為さしめ、其の所得は各本人の有とて生計費に充当せしむ（伊原安固「外地に於ける救癩状況・下」、『関西医事』一二一〇号、一九三五年二月九日）。

隔離された患者は自給自足の生活を強いられたのである。

パラオのゴロール島に隔離された経験を持つオデュ・オロゴス（一九二〇年生まれ）は、一九九八年、パラオの医師ヴィクター・ヤノの聞き取り調査に答えて、ボートで密かに島を出た者は、それが発覚すると鞭打たれ、一四日間、監禁されたと証言している（Jolie Liston, Archaeological *Inventory Survey of Ngerur Island "Koror, Republic of Palau*, International Archaeological Research Institute, Inc. 1999）。

虐殺の証言

さらに、オデュ・オロゴスは衝撃的な証言をおこなっている。

第二次世界大戦の初め、現地の患者はバベルダオブ島（パラオ本島）に逃げた。彼らはハンセン病だったので、彼らの行方に関する情報を求める南洋庁広報が発せられた。日本の兵隊が彼らの何人かを追跡し殺害した。Rengiil、Ngirailab、Ngiraibe-dechal、そしてふたりのサイパン人がガタパンで殺され、オムレイとNgiachelïongがガチェロンで、Ngiraoseiがマルキョークで殺された。ほかの者は洞窟に隠れ、巡警（日本人の警察官のもとで使役されたパラオ人）が彼らの行方の秘密を守った。……（中略）……バベルダオブ島の食料が乏しくなって、逃げた数名はゴロール島に戻った。日本兵はバベルダオブ島での捜索を止め、すぐにユー・タマグ（ヤップ人）、Mechudem-gui、Kabrina、ふたりの朝鮮人、インドネシア人、日本人、そして沖縄出身者をゴロール島まで追跡してきて、捕まえた。逃げようとしている間にインドネシア人は島の周囲の絶壁から飛び降り、足の骨を折った。Kabes ngasまでの海峡を泳ぎ渡ってロックアイランドに隠れたユー・タマグ以外のすべての者は兵隊に殺された。これらの七人はゴロール島の墓地から離れて埋められたが、島のどこに彼らが埋められたかはわからない。ゴロール島で首を切られたとき、ユーの妻であるMechuderngulは妊娠四か月であった。

この証言によれば、ゴロール島には現地パラオの住民だけではなく、ヤップ人、インドネシア人、朝鮮人、沖縄県民を含む日本人も隔離されていたことがわかる。「南洋群島」

には朝鮮人が強制連行されていたので、この朝鮮人の患者はそのひとりであろうか。また、日本人の患者は日本に送還するのが原則であったが、例外もあったことになる。そして、朝鮮人、日本人の患者も日本兵により虐殺されたことになる。

「南洋庁関係文書」が伝える事実

このオデュ・オロゴスの証言を裏づける資料が、南洋庁西部支庁「衛生関係書類綴　自昭和十九年」(「南洋庁関係文書」、国立国会図書館憲政資料室所蔵)のなかに残されている。それによれば、事件が起こったのは一九四四年から四五年にかけてである。オデュ・オロゴスは「第二次世界大戦の初め」と語っているが、これは彼の記憶違いであろう。戦争末期のこの時期ならば、日本人患者を日本まで送還することは困難であり、現地で隔離したこともうなづける。この資料に記されている事実は次のようなものである。

一九四三年一一月、南洋庁の官制が変更され、西部・北部・東部の三支庁制となり、パラオに西部支庁が置かれたが、一九四四年一〇月一一日、その西部支庁長竹岡健治から各駐在警察官宛に「ゴロール島ニ隔離セル癩患者ハ状況ノ逼迫《ひっぱく》ニ伴ヒ同島ヨリ離脱シガラスマオ附近ニ散在セル旨パラオ地区集団参謀長ヨリ通牒《つうちょう》アリ　又ガラスマオ以外ノ地ニモ散在セルモノト認メラルルニ付至急調査ノ上其ノ氏名居住地ヲ報告相成度」との通達がなされた。それによれば、この逃走した患者は沖縄県出身者二名、朝鮮人一名、現地住民一三名（うち女性二名）とされ、支庁長は、逃走患者を発見した場合、新たな隔離場所が決定するまで「厳重監視」することを求めていた。

そして、翌一二日には、竹岡は、逃走患者が発見されたバベルダオブ島のガラスマオの東方海上にある「賀留島」（現地名はガルコル島、カンロス島あるいはガヤンガル島）に新たな隔離所を建設することを予定し、そのために現地付近の朝日村駐在の警部輔稲生庄治に対し、軍とも連絡し「同島ヲ審査シ隔離場所ヲ決定」するよう、求めた。

これに対し、一〇月二一日、稲生は竹岡に、「賀留島」は「附近海中ハ遠浅ニシテ干潮時ハ徒歩ニテ本島トノ連絡ガ出来得ル状態」であることを理由に、同島は「隔離場所トシテハ極メテ不適当」であるが、発見されたエラロイス（男性）、エラカリヨン（男性）、アヨウ（男性）、オムレイ（女性）、マットワル（女性）の計五名の逃走患者を「一応賀留島ニ収容」したと報告している。その一方、「オデウレゴス」という青年の行方がつかめないという警察官の報告も寄せられている。この「オデウレゴス」と記された人物こそ、貴重な証言をおこなったオデュ・オロゴスである。

その後しばらく逃走患者の消息は途絶える。そして、一九四五年五月一二日、警部山田徳次郎は竹岡に対し、エラロイス、アヨウ、マットワルの三人がゴロール島の療養所に復帰しているという風評があると報告しているが、五月一五日、巡査宮本智恵は竹岡宛てにゴロール島でエラロイス、マットワルと思われる女性、現地の老女、それに朝鮮人男性二名、沖縄県出身者二名の患者を目撃したという現地住民の談を報告している。逃走した朝鮮人患者の数が一名なのか、二名なのかは定かではないが、逃走した一四名とされる患者のうち少なくとも七名はゴロール島に帰っていたのである。

しかし、敗戦直後に南洋庁長官よりアメリカ軍側に提出された報告には、掌握しているパラオの患者はバウルス、エラコセイの現地住民二名のみで、それ以外の患者については「消息不明」とされ、「日本人　ナシ」「沖縄人　一名アリタルモ昭和十九年七月二十五日空襲以後所在不明」「朝鮮人　ナシ」と記されていた。

以上の資料には、逃走患者を日本兵が殺害したという事実はもちろん書かれてはいないが、「消息不明」と報告された患者たちは殺されたのである。オデュ・オロゴスの証言は、この資料に記された事実とほぼ一致する。パラオにおける日本軍によるハンセン病患者虐殺は否定できない事実である。

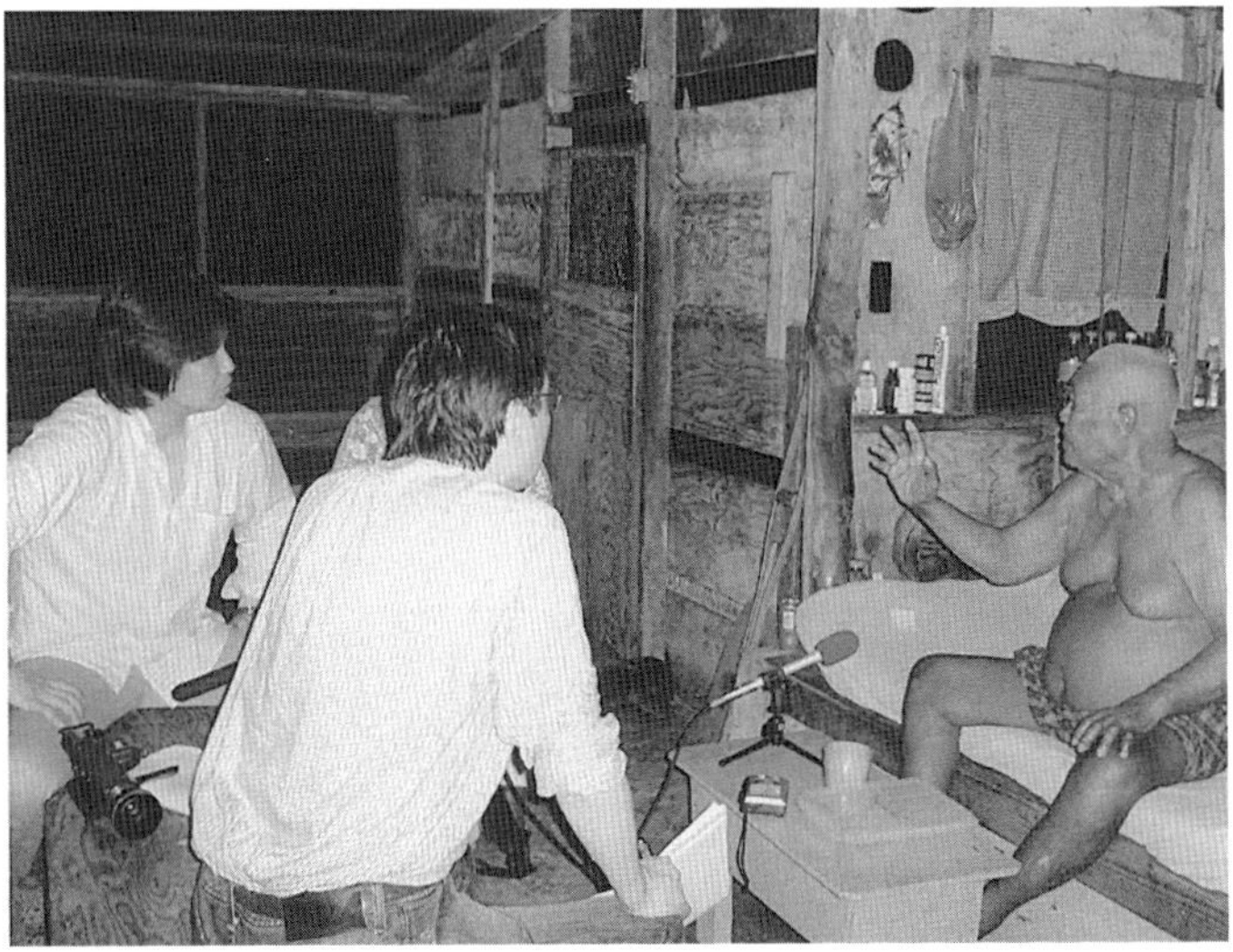

図12　オデュ・オロゴス氏ききとり

ライビョウジマ

わたくしがオデュ・オロゴスに会えたのは二〇〇七年三月一九日、パラオの中心地コロール郊外の彼の自宅であった。パラオ語の通訳を介してききとりをおこなった。一九二〇年生まれの彼は子どもの頃、祖母といっしょにゴロール島に隔離された。療養所が開設されて間もない頃である。ゴロール島に療養所ができてから、日本人はこの島を「ライビョウジマ」と呼んだという。オデュ・オロゴスから「ライビョジマ」の語を何度も聞かされた。ゴロール島には、朝鮮人も沖縄出身者もいたことを、彼はあらためて証言した。朝鮮人の患者たちが「カムサムニダ」と歌っていたことを彼は記憶している。また、沖縄出身者が「知念《ちねん》」という苗字であり、学校の教師であったとも語ってくれた。

そして戦争末期、ゴロール島に日本兵がやって来て、患者の食料を奪ったため、彼らは食べるものに困り、そこで島を脱出してバベルダオブ島に逃げたが、そこで日本兵に捕まった。しかし、オデュ・オロゴスはパラオ人の巡警から「殺されるから逃げなさい」と言われたので逃げ、以後、ギボンズという偽名を名乗り、日本軍の追跡をかわして生き延びた。オデュ・オロゴスは、ヴィクター・ヤノに語った話をわたくしにもしてくれた。オムレイ、エラリョーク、彼は犠牲になったひとびとの名を次々に口にした（オデュ・オロゴスからのききとりの全文は藤野『ハンセン病　反省しない国家』、かもがわ出版、二〇〇八年に収録）。

オムレイの記憶

オデュ・オロゴスの口から出た犠牲者のなかにオムレイという名前があった。オムレイ・デムク、彼女はバベルダオブ島で日本兵に軍刀で惨殺されたという。オデュ・オロゴスに会った翌日、わたくしはオムレイの親戚に当たるアントニオ・アントニーナに会うことができた。彼女は一九三〇年生まれで、地元ではニーナと通称されている。ニーナの母とオムレイの母が親戚であった。ニーナの母の姉もハンセン病でゴロール島に隔離され、島で亡くなったという。墓は今もゴロール島のどこかにあるが、ニーナはその場所を知らない。公学校で五年間、日本語教育を受けただけだが、今でも流暢《りゅうちょう》な日本語を話す。彼女からのききとりにはパラオ語の通訳は不要であった。彼女の口からも度々「ライビョウジマ」の語を聞くことができた。

ニーナの記憶によれば、オムレイらがバベルダオブ島で捕まったとき、日本兵が「殺す」と言っているのを聞いてヤップ人の患者は逃げて助かった。彼は日本語を理解できたからである。このヤップ人とは、オデュ・オロゴスが証言しているユー・タマグであろう。しかし、日本語がわからなかったオムレイらは逃げずにいて、殺されたのである。

ニーナは今でも日本人を尊敬しているとは言うが、ゴロール島への隔離を拒否したらどうなったか問うと、「日本人はね、とっても厳しかった。だから、もし、いやなら牢屋に入れる」と答えた。

ニーナに会った翌日、わたくしは、オムレイの息子サカジロウ・デムク（一九二〇年頃生）に会った。サカジロウといっても、日系人ではない。日本の委任統治時代、現地のひとびとの間では、子どもが生まれると日本人に日本風の名前をつけてもらうことも多かったという。サカジロウもある程度、日本語を理解する。ききとりは適宜、パラオ語の通訳

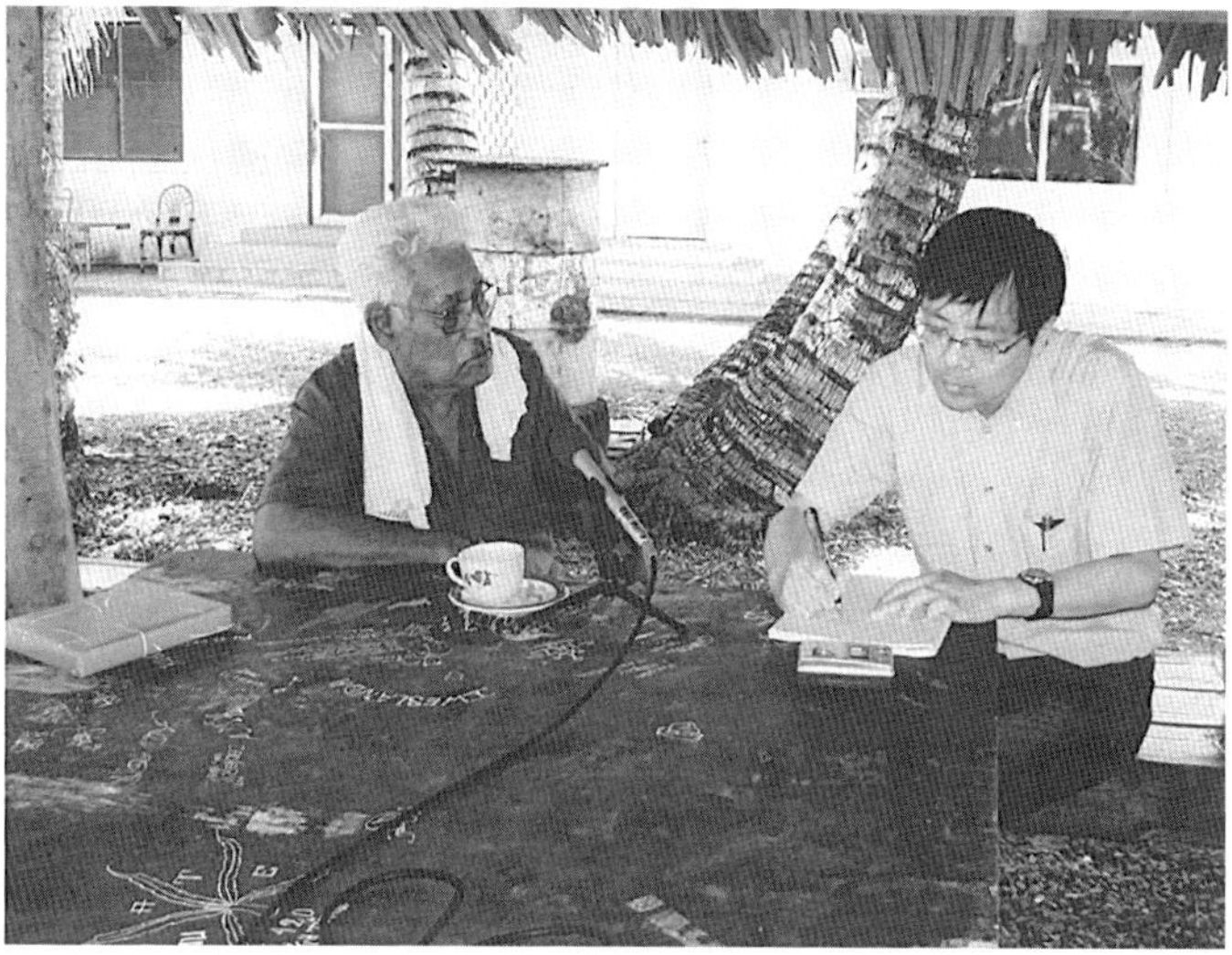

図13　サカジロウ・デムク氏ききとり

を交えながら日本語でおこなった。サカジロウは子どものころ、母オムレイとともに二、三年間、ゴロール島で暮らしたという。この島についてサカジロウも「日本人はライビョウジマと呼んでいます」と語っている。サカジロウが父の親戚のもとに引き取られた後も、オムレイはゴロール島に残った。そして、戦時下、逃れたバベルダオブ島のアルゴロンで日本兵に軍刀で切り殺され、穴に埋められたという。戦後、遺体を掘り出して墓を作って葬った。サカジロウに、母を日本軍に殺されたことを怨んでいるかと尋ねた。彼は、「最初は」と言いかけたが、その後しばらく沈黙し、「年とって、もう考えない」とポツリと漏らした。

パラオで日本軍により虐殺されたハンセン病患者の実数は不明である。ゴロール島を逃走した患者は十数名、そのうち、生き残ったのはオデュ・オロゴス、ユー・タマグ、バウルス、エラコセイだけである。他の者はゴロール島、あるいはバベルダオブ島で殺された。なぜ、彼らは殺されねばならなかったのか。

虐殺の論理

ひとつの理由として、ゴロール島の対岸アラカベサン島に日本海軍の水上機基地があり、ゴロール島周辺は立ち入り禁止区域にされていたことがある（パラオ医院「雑綴書類　自昭和十四年至昭和十九年」、「南洋庁関係文書」）。そのため、「ゴロール島ハ特殊関係ノ重要地点ニ所在シ本島ニ癩患者ヲ収容スルトキハ重大支障ヲ生ズル」との理由で、軍より立ち退きを求められ、ゴロール島の療養所を廃止して、新たにアウロン島に療養所を新設することも計画されていたのであった（パラオ医院前掲「雑綴書類　自昭和十四年至昭和十九年」）。そのようなゴロール島から逃走した患者が米軍の捕虜になった場合、日本の軍事機密が漏れる虞《おそれ》がある。機密護持のため、彼らは虐殺された。日本軍は、パラオ各地の島で、ハンセン病患者に限らず、米軍の攻撃を避けて逃れようとした住民を機密護持のために多数、殺害している。

しかし、それだけの理由ならば、捕まえて再隔離すればよかったのではないかという疑問が残る。虐殺のもうひとつの理由は、彼らがハンセン病であったことがあげられる。日本の将兵への感染を恐れた隔離の究極の姿が虐殺であった。米軍の空襲が激化するなか、逃げた患者を再び隔離し、逃走しないように監視することは不可能であった。そこで選ばれた方法が虐殺であった。

ハンセン病患者の虐殺はパラオだけではない。ヤップでも療養所のあったピケル島から患者が逃走し、そのうち数名が日本軍により殺害されたという生存者の証言がなされている（Tinian and the Leprosaria of Micronesia, *International Journal of Leprosy*, Vol. 21, No. 3, 1953）。さらに、一九四二年に日本海軍が占領したナウル島でも、翌年、多数のハンセン病患者が日本軍により虐殺されている（岡村徹「ナウル島からの手紙」、『菊池野』六二六号、二〇〇八年六月）。

二〇〇八年一二月七日、共同通信配信のニュースが国内の新聞各紙で報じられ、韓国でも報道された。それは、日本の戦争責任研究の第一人者である林博史《はやしひろふみ》が、オーストラリアの国立公文書館、および戦争記念館に所蔵されている日本のB級・C級戦犯法廷の裁判記録を調査した結果、ナウルでの虐殺の詳細が判明したというニュースである。記事によれば、一九四三年七月九日頃、ナウルに駐屯していた海軍第六七警備隊に副長がアメリカ軍の空襲で隔離中の患者が逃亡するのを恐れ、部下の兵曹長に殺害を命令、兵曹長は別の島に移送すると偽り、患者三九名をボートに乗せ海上に誘導、海軍船が砲撃してボートを沈没させ、水死を免れた患者を射殺したという。犠牲になった患者の年齢は一一歳〜六九歳で、男性二四名、女性一五名であった。林の調査で、ナウルの虐殺の詳細が判明した。これにより、パラオの虐殺は決して突発的に起きた特異な事例ではないことが明らかになった。日本の統治下にあった南の島の各地で計画的になされた究極の隔離政策の一環なのである。

虐殺された沖縄県出身者

パラオの虐殺について、もうひとつの疑問がある。それは、犠牲者のなかに沖縄県出身者がいることである。南洋庁のもとに開設された四か所の療養所は現地住民の患者を隔離するための施設であり、日本人患者は日本に送還して日本国内の療養所に隔離することが原則であった（「南洋群島に於ける癩療養所」『日本公衆保健協会雑誌』一五巻八号、一九三七年八月）。しかし、戦争の激化は、その原則を不可能にしていた。「時局下海上輸送の関係」から、一九四二年以降に発見された日本人患者は「其の地に仮隔離」されることになる。そのため、一九四三年度にはサイパン島に「邦人仮設癩療養所」の建設工事も進められていた（南洋庁編「南洋群島衛生概況」一九四三年版）。

二〇〇六年九月一二日、わたくしは、戦時下に「南洋群島」でハンセン病を発症したふたりの沖縄県出身者からききとりをおこなった。一九四四年三月、東カロリン諸島のクサイ（コスラエ）島で発症した男性は近くの小島に隔離されている。その島には療養所はなく、トタン屋根の小屋を造って暮らした。平和だったら日本に帰されたが、戦争で船もないから無人島に隔離されたという。その際、彼は、日本の憲兵から「軍の管理下に入ったから勝手に動いてはならない」と言い渡されたという。

また、サイパン島で、アメリカ軍の捕虜になってからハンセン病を発症したという女性は、アメリカ軍がつくった蒲鉾《かまぼこ》型の病舎に収容されるが、そこには彼女を含めて沖縄出身者四名、「本土」出身者一名、そして現地住民のハンセン病患者が収容されていたという。彼女は別の場で、病舎には「病気の島民が二、三名と沖縄の人が六名いました」とも証言している（沖縄県ハンセン病証言集編集総務局編『沖縄県ハンセン病証言集　沖縄愛楽園編』沖縄愛楽園自治会、二〇〇七年）。

戦局が悪化するなか、日本への送還が困難になっていたのである。パラオで日本軍により殺害された沖縄出身患者も、そうしたなかでの犠牲者となる。

隔離の島ゴロール島は、今、全島がジャングルに覆われた無人島となっている。かつては、日本の大企業が資金を投じて観光リゾートの島として開発するという計画もあったそうだが、いつしか立ち消えになった。日本統治時代に設置されていた桟橋《さんばし》も消滅し、近寄ることも難しい。珊瑚《さんご》礁《しょう》に囲まれているため、干潮時は近づけない。わたくしは、午前中のわずかな満潮時をねらって上陸した。

島にはかつての療養所の遺構が残されている。たしかにこの島に隔離の療養所は存在した。墓らしきものも発見した。しかし、墓に埋葬されたのは、ニーナの叔母のように、この島で亡くなった患者のものだろう。日本軍により殺害された患者は墓などに埋葬されず、この島のどこかに埋められている。鬱蒼《うっそう》としたジャングルのなかで、その場所を特定することは絶望的である。

虐殺の記憶

パラオをはじめ「南洋群島」に設置されたハンセン病療養所には、朝鮮の小鹿島更生園《ソロクトこうせいえん》、台湾の楽生院《らくせいいん》、「満州」の同康院《どうこういん》と大きく異なる点がある。それは、療養所とはいえ、そこにはひとりの医師も看護婦も職員も常駐していなかったことである。それゆえ、患者の世話は家族などが看《み》ることとなり、付き添いの同居が許されたのである。医師も看護婦もいない療養所、それが「南洋群島」のハンセン病療養所の実態である。南洋庁は、最初から患者の治療など眼中になかったのである。

委任統治当時、南洋庁は「南洋群島」の住民に対して、「土人」「蕃族《ばん》」という差別的視点を持って接していた。しかし、その一方で、委任統治上、南洋庁は住民に「善政」を施さねばならなかった。「善政」の証《あかし》としてハンセン病療養所を開設しつつ、「土人」にはこの程度で十分だとして、医師・看護婦を常駐させなかったのである。患者虐殺も、そうした差別意識の露骨な結論である。

もちろん、小鹿島でも楽生院でも同康院でも、医師や看護婦が常駐したからといって、患者に対していたわりの医療が施されたわけではない。それは日本国内の療養所においても同様である。しかしながら、「南洋群島」では、日本の国家がおこなったハンセン病患者への虐待がきわめて凝縮した形で示されている。日本国内で隔離されたハンセン病患者への国家としての謝罪と賠償・補償はなされたが、かつての植民地・占領地のすべてについては、まだなされていない。補償を受けたのは小鹿島と楽生院に隔離された患者・回復者のみである。虐殺され、ゴロール島のどこかに埋められた患者、「満州国」崩壊とともに解体したと思われる同康院に隔離され、その後の消息さえつかめない患者、そのほか、中国・東南アジア・太平洋地域の各地で日本軍の軍政下に置かれた患者の存在を記憶し、その被害事態の解明を追究することなしには、日本のハンセン病問題の解決はありえないのである。日本と植民地・占領地を一貫した絶対隔離政策の全体像の解明こそが、今、求められている。

近現代史における平和と人権の課題——エピローグ

国家は戦争に臨み、国民のなかの排外的ナショナリズムを高揚させ、敵対する国家と民族への差別意識を煽動する。そして、戦力とならないひとびとや社会的少数者への差別と排除を強めつつ、兵力や労働力が枷渇するとそうしたひとびとの平等を求める熱情を利用して、最終的には戦争への動員を計画していく。「戦争とハンセン病」というテーマは、そうした事実をわたくし達の前に強烈に突きつけている。

近現代に日本が起こした戦争は、すべてアジア・太平洋地域への侵略であった。そして、戦争はハンセン病患者の隔離を生み、強化しただけではない。侵略を通して、日本の隔離政策をアジア・太平洋地域にも拡大していった。日本の戦争責任を追及することとハンセン病患者への人権侵害の責任を追及することは、表裏一体の関係にある。

わたくしは、かつて、歴史文化ライブラリーの一冊として『強制された健康―日本ファシズム下の生命と身体―』を書いた。これは、アジア・太平洋戦争下、国家が国民の体力を管理下に置き、健康であることを強制し、それに反する病者・障害者を排除した事実にもとづき、国家による国民の生命・身体の管理体制の構築をナチズムと比較し、それを日本ファシズムの特質とするという内容であった。本書も、これと同様の問題意識にもとづくものであるが、時代をファシズム期に限定せず、日清・日露戦争から朝鮮戦争までの長い時代を対象に、さまざまな戦争のもとで、ハンセン病患者はどのように処遇されたのかということを中心に論じてみた。本書を通じて、隔離を問うことは戦争責任を問うことであり、平和を問うことであるということを、読者の皆様にご理解いただけたら、本望である。

ただ、本書は「戦争とハンセン病」というテーマに関して、まだ完全なものとはなっていない。特に、植民地・占領地の患者の処遇については、パラオ以外の「南洋群島」の諸地域については断片的な事実しか把握できていない。「満州」についてもまだ調査継続中であり、アジア・太平洋戦争中、日本の軍政下にあったフィリピン・インドネシアをはじめインドシナ地域やミャンマー、それに南太平洋の島々での患者の処遇については未解明である。強制隔離をもたらし、患者の虐殺もあえておこなった旧植民地・旧占領地のひとびとへの謝罪と償いなくして、日本のハンセン病問題の解決はない。今後も「戦争とハンセン病」のテーマについての調査研究を継続することをお約束して、本書の結びとしたい。

あとがき

絶対に権威を求めないこと、これは人権問題の研究においても人権運動の実践においても、心に刻み込むべきことと考えています。自らが権威になろうと求めれば、より大きな権威の前に卑屈になります。人権問題を踏み台にして自らの世俗的権威を追い求める、これほどの被差別者への裏切りはないでしょう。そして、これほどの差別行為はないでしょう。わたくしは、これまで部落問題やハンセン病問題の歴史の研究やすこしばかりの実践に携わってきて、そうした権威主義の醜さをあまりに多く見てきました。最近は、そうした人権問題をめぐる権威主義と袂《たもと》を分かって、初心に帰り、時間を見つけてはハンセン病療養所を訪れ、ききとりを続けることに専念しています。

かつて、部落問題との関わりのなかで、研究室で机上の空論を唱えるのではなく、差別の現場に立ち差別の現実から学べと被差別者の方々から怒られましたが、今あらためて、その言葉を思い起こしています。本書はささやかな成果ではありますが、差別の現実から学ぶことにより生まれました。

ハンセン病問題の研究に着手してからも、もう二一年になりますが、これまで各地で、権威を求めることなく黙々とハンセン病回復者の支援をしてこられた多くの方々に出会いました。北海道、青森、福島、群馬、埼玉、東京、千葉、神奈川、新潟、富山、石川、福井、静岡、長野、愛知、岐阜、三重、奈良、京都、大阪、兵庫、岡山、広島、鳥取、福岡、大分、熊本、鹿児島、沖縄、そうした全国各地の方々から多くのことを学ばせていただきました。

そうした方々の多くはまた、地域で自衛隊問題、米軍基地問題、歴史教科書問題、「慰安婦」問題、靖国問題、「日の丸」「君が代」問題、憲法改悪問題などに取り組む平和運動家でもありました。わたくしは、そうした方々との交わりを通して人権を守ることは平和を守ることだという確信を得ることができました。そして、人権問題との取り組みには思想信条は自由であるとしても、しかし、平和の理念に反することはやってはならないということも確信しました。本書はその確信を文字にしたものです。「戦争とハンセン病」というテーマはわたくしたちがどういう立場に立ってハンセン病問題に、そして差別や人権の問題に立ち向かうべきかを示しているでしょう。

研究に着手した頃、栗生楽泉園で加藤（河東）三郎さんにお会いし、戦争体験についてお話をうかがいました。以来、二〇年以上を経て、ようやく加藤さんの思いに応えることができました。小さな本ではありますが、わたくしは本書を、これまでのハンセン病問題研究の集大成という思いで執筆しました。

本書作成においては、ききとりについて、国内の国立ハンセン病療養所一三園、私立ハンセン病療養所二園の入所者自治会と職員の方々、および韓国国立小鹿島病院、台湾行政院衛生署楽生療養院の入所者と職員の方々、パラオ共和国政府、北日本放送報道部、ハンセン病問題ネットワーク沖縄の吉川由紀さんにお世話になりました。沖縄愛楽園でのききとりでは、「吉川さんが同席するなら話してもいい」という方も何人かおられました。権威を求めず、ハンセン病回復者と共に歩みながら研究を進める吉川さんの姿勢に、わたくしは人権問題に関わる研究者のあるべき姿を学ばせていただきました。

また、資料調査においては、圓周寺・偕行社靖国偕行文庫・外務省外交史料館・賀川豊彦記念松沢資料館・九州大学附属図書館・九州大学附属図書館医学部分館・京都大学附属図書館・国立公文書館・国立国会図書館憲政資料室・国立ハンセン病資料館・静岡県立大学附属図書館岡村文庫・甚目寺町人権ふれあいセンター・しょうけい館・太平洋諸島地域研究所アジア太平洋資料室・東京大学社会科学研究所・東京大学東洋文化研究所・長島愛生園神谷書庫・長島愛生園図書室・長島愛生園歴史館、日本赤十字社本社・日本赤十字社富山支社・防衛省防衛研究所、琉球大学移民研究センター、琉球大学附属図書館にお世話になりました。さらに、「南洋群島」については今泉裕美子さん、「満州」については瀬古由紀子さん、ナウルについては林博史さんよりそれぞれ貴重なご助言をいただくとともに、旧ハンセン病図書館の山下道輔さん、そしてハンセン病問題ふるさとネットワーク富山の皆様からは、常に大きな励ましをいただきました。お世話になった機関、個人のすべての方々に厚く御礼申し上げます。

さらに、本書執筆のために、ききとりに応じてくださった方々は四〇人以上になります。戦争や隔離の歴史を繰り返してはならないとの思いで、貴重な体験を語ってくださったのですが、そのなかにはお名前や個人の情報をいっさい明かさないという条件でお話をうかがった方、あるいはさまざまな事情でうかがったお話を引用できなかった方もおられます。あらためて、ききとりにご協力いただいたすべての方々にも厚く御礼申し上げます。

なお、本書の一部は、二〇〇六年度〜二〇〇九年度の日本学術振興会科学研究費補助金

（基盤研究C、課題番号一八五二〇五一九）を受けた共同研究「結核政策との比較における近現代日本のハンセン病政策の特質」の成果でもあります。
最後に、本書を出版することに同意していただいた吉川弘文館に対し御礼申しあげます。

二〇〇九年秋冷の候

藤野　豊

参考文献

宇佐美治『ハンセン病絶対隔離に真向かった七〇年　野道の草』（みずほ出版、二〇〇七年）
瓜谷修治『ヒイラギの檻』（三五館、一九九八年）
小川秀幸『かけはし　ハンセン病回復者との出会いから』（近代文芸社、二〇〇九年）
沖縄県ハンセン病証言集編集総務局編『沖縄県ハンセン病証言集』沖縄愛楽園編（二〇〇七年）
沖縄県ハンセン病証言集編集総務局編『沖縄県ハンセン病証言集』宮古南静園編（二〇〇七年）
河東三郎『ある軍属の物語―草津の墓碑銘』（思想の科学社、一九八九年）
金　泰九『在日朝鮮人ハンセン病回復者として生きた　わが八十歳に乾杯』（牧歌舎、二〇〇七年）
金城幸子『ハンセン病だった私は幸せ』（ボーダーインク、二〇〇七年）
杉山博昭『キリスト教ハンセン病救済運動の軌跡』（大学教育出版、二〇〇九年）
栗生楽泉園患者自治会編『風雪の紋　栗生楽泉園患者五〇年史』（同自治会、一九八二年）
畑谷史代『差別とハンセン病　「柊の垣根」は今も』（平凡社新書、二〇〇六年）
藤野　豊『日本ファシズムと医療』（岩波書店、一九九三年）
『「いのち」の近代史』（かもがわ出版、二〇〇一年）
『ハンセン病と戦後民主主義』（岩波書店、二〇〇六年）
『ハンセン病　反省なき国家』（かもがわ書店、二〇〇八年）

「旧『南洋群島』のハンセン病政策」（『思想』一〇一二号、二〇〇八年）
堀江節子『人間であって人間でなかった―ハンセン病と玉城しげ』（桂書房、二〇〇九年）
宮坂道夫『ハンセン病重監房の記録』（集英社新書、二〇〇六年）
森川恭剛『ハンセン病差別被害の法的研究』（法律文化社、二〇〇五年）
吉川由紀「ハンセン病患者の沖縄戦」（『季刊戦争責任研究』四〇号・四一号、二〇〇三年）
「ハンセン病患者の沖縄戦」（『友軍とガマ　沖縄戦の記憶』社会評論社、二〇〇八年）
Jolie Liston, *Archaeological Inventory Survey of Ngerur Island “Koror,” Republic of Palau*, International Archaeological Research Institute, Inc. 1999

著者紹介

一九五二年、横浜市に生まれる
専攻、日本近現代史
現在、ハンセン病問題ふるさとネットワーク
　富山代表

主要著書
日本ファシズムと医療　強制された健康
「いのち」の近代史　ハンセン病と戦後民主主義　ハンセン病・反省なき国家

歴史文化ライブラリー
287

戦争とハンセン病

二〇一〇年(平成二十二)一月一日　第一刷発行

著　者　藤《ふじ》野《の》豊《ゆたか》

発行者　前田求恭

発行所　株式会社 吉川弘文館
東京都文京区本郷七丁目二番八号
郵便番号一一三—〇〇三三
電話〇三—三八一三—九一五一〈代表〉
振替口座〇〇一〇〇—五—二四四
http://www.yoshikawa-k.co.jp/

印刷＝株式会社 平文社
製本＝ナショナル製本協同組合
装幀＝清水良洋

© Yutaka Fujino 2010. Printed in Japan

歴史文化ライブラリー

1996.10

刊行のことば

現今の日本および国際社会は、さまざまな面で大変動の時代を迎えておりますが、近づきつつある二十一世紀は人類史の到達点として、物質的な繁栄のみならず文化や自然・社会環境を謳歌できる平和な社会でなければなりません。しかしながら高度成長・技術革新にともなう急激な変貌は「自己本位な刹那主義」の風潮を生みだし、先人が築いてきた歴史や文化に学ぶ余裕もなく、いまだ明るい人類の将来が展望できていないようにも見えます。このような状況を踏まえ、よりよい二十一世紀社会を築くために、人類誕生から現在に至る「人類の遺産・教訓」としてのあらゆる分野の歴史と文化を「歴史文化ライブラリー」として刊行することといたしました。

小社は、安政四年（一八五七）の創業以来、一貫して歴史学を中心とした専門出版社として書籍を刊行しつづけてまいりました。その経験を生かし、学問成果にもとづいた本叢書を刊行し社会的要請に応えて行きたいと考えております。

現代は、マスメディアが発達した高度情報化社会といわれますが、私どもはあくまでも活字を主体とした出版こそ、ものの本質を考える基礎と信じ、本叢書をとおして社会に訴えてまいりたいと思います。これから生まれでる一冊一冊が、それぞれの読者を知的冒険の旅へと誘い、希望に満ちた人類の未来を構築する糧となれば幸いです。

吉川弘文館

〈オンデマンド版〉
戦争とハンセン病

On Demand
歴史文化ライブラリー
287

2022年（令和4）10月1日　発行

著　者　藤《ふじ》野《の》　豊《ゆたか》
発行者　吉川道郎
発行所　株式会社　吉川弘文館
〒113-0033　東京都文京区本郷7丁目2番8号
TEL　03-3813-9151〈代表〉
URL　http://www.yoshikawa-k.co.jp/

印刷・製本　大日本印刷株式会社
装　幀　清水良洋・宮崎萌美

藤野　豊（1952～）
© Yutaka Fujino 2022. Printed in Japan
ISBN978-4-642-75687-7

JCOPY 〈出版者著作権管理機構 委託出版物〉
本書の無断複写は著作権法上での例外を除き禁じられています．複写される場合は，そのつど事前に，出版者著作権管理機構（電話 03-5244-5088，FAX 03-5244-5089，e-mail: info@jcopy.or.jp）の許諾を得てください．